AF600877

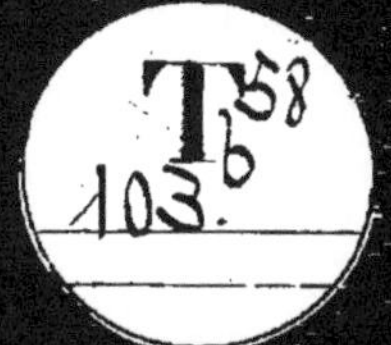

LA VISION

CHEZ LES

IDIOTS ET LES IMBÉCILES

PAR

Le Dr Armand GUIBERT

Ancien interne des hôpitaux de Paris
Ancien interne des hôpitaux de Nantes
Prosecteur et lauréat de l'École de médecine de Nantes

PARIS
G. STEINHEIL, ÉDITEUR
2, RUE CASIMIR-DELAVIGNE, 2

1891

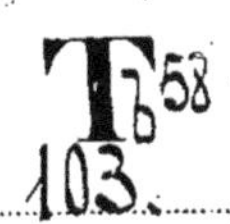

LA
VISION CHEZ LES IDIOTS ET LES IMBÉCILES

IMPRIMERIE LEMALE ET Cie, HAVRE.

LA VISION

CHEZ LES

IDIOTS ET LES IMBÉCILES

PAR

Le Dr Armand GUIBERT

Ancien interne des hôpitaux de Paris
Ancien interne des hôpitaux de Nantes
Prosecteur et lauréat de l'École de médecine de Nantes

PARIS

G. STEINHEIL, ÉDITEUR

2, RUE CASIMIR-DELAVIGNE, 2

1891

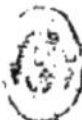

C'est à la Salpêtrière, dans le service de notre cher maître, M. le Dr Jules Voisin, que nous avons pris le sujet de notre thèse. Nous sommes heureux de le remercier ici de la bienveillance qu'il nous a toujours témoignée et des précieux conseils qu'il nous a donnés. Sa riche collection d'observations qu'il a mise à notre disposition avec une véritable libéralité nous a permis d'utiliser nos connaissances en ophtalmologie.

Nous n'oublierons pas que nous avons eu l'honneur d'être l'externe de M. le professeur Panas. Nous regrettons vivement de ne pas pouvoir profiter à nouveau comme interne de ses magistrales leçons, qu'il reçoive ici tous nos remerciements et pour tout ce que nous lui devons déjà et pour l'honneur qu'il a bien voulu nous faire en présidant notre thèse.

Que M. le professeur Guyon nous permette aussi de lui présenter toute l'expression de notre gratitude.

Empêché par les circonstances, nous ne pouvons bénéficier des excellentes leçons de notre maître M. le Dr Desnos, qu'il reçoive tous nos regrets de ne pouvoir profiter de sa longue expérience.

M. le Dr Dianoux, professeur de clinique ophtalmologique à l'Ecole de médecine de Nantes nous initiait, il y a cinq ans, à l'étude des affections oculaires. Nous avons eu l'honneur, comme interne ou comme aide de clinique, de profiter de ses leçons ; depuis, il n'a cessé de nous montrer la plus grande bienveillance, qu'il reçoive ici l'expression de la profonde reconnaissance de son élève.

Tous nos remerciements aussi à M. le Dr Trousseau, médecin des Quinze-Vingts. Depuis un an, avec le profit que nous avons tiré de son brillant enseignement, nous avons pu apprécier sa complaisance sans bornes.

Nous ne saurions oublier MM. les Drs Chevallereau, Valude, Kalt, des Quinze-Vingts, si bienveillants pour nous ; ainsi que M. le Dr Teillais, de Nantes, qui nous a si gracieusement ouvert sa clinique.

M. le Dr Le Bec, chirurgien de l'hôpital St-Joseph a droit aussi à tous nos remerciements ; nous n'oublierons point les immenses services qu'il nous a rendus.

Merci de leur complaisance à MM. les Drs Brun, Geoffroy, Parinaud et à M. le Dr Briand, médecin de l'asile de Villejuif, qui nous a donné toute liberté pour l'examen de ses malades.

Notre dernier hommage, le non moins reconnaissant, sera pour nos premiers maîtres, MM. les professeurs de l'Ecole de médecine de Nantes, médecins et chirurgiens des hôpitaux de Nantes. Il n'ont cessé d'encourager et de soutenir leur élève qui les en remercie vivement.

LA

VISION CHEZ LES IDIOTS ET LES IMBÉCILES

« Chez les idiots, les fonctions volontaires de la vue sont toujours nulles ou défectueuses... ; ils voient, mais ils ne regardent pas, ou regardent mal et accidentellement... C'est le coup d'œil instinctif de la bête. »

SEGUIN.

INTRODUCTION

L'acte de la vision doit être divisé en deux temps essentiellement distincts : le premier d'ordre physique, le second d'ordre psychique, et ces deux divisions correspondent à ces deux opérations différentes, auxquelles les philosophes ont donné le nom de sensation et de perception. Dans la première partie de cet acte si complexe de la vision, c'est l'organe périphérique qui est en jeu, dans la seconde, c'est le cerveau lui-même qui agit, c'est la sensation qui se transforme, c'est l'intelligence qui vivifie les premières notions pour en faire la connaissance raisonnée.

Aussi l'étude de la vision chez les idiots et les imbéciles doit-elle comprendre, pour être complète, deux chapitres essentiellement distincts : l'un d'anatomie physiologique et pathologique, l'autre de psychologie. Dans le premier, nous prendrons connaissance de l'état de l'œil et de ses annexes. De toutes les lésions, les plus intéressantes sont les anomalies de développement et les maladies congénitales, parce qu'elles permettent de remonter en quelque sorte à l'époque où s'est produit l'arrêt dans l'évolution de l'organe. Mais, il faut le dire, l'idiotie est une maladie des centres nerveux, c'est, avant tout, une maladie cérébrale, aussi l'œil dont le développement est plus rapide est-il beaucoup moins atteint que l'encéphale. L'embryologie nous rend compte de cette symptomatologie pathologique différente. La myélinisation des centres nerveux qui ne commence guère qu'après la moitié de la grossesse, ne se termine pour les lobes frontaux et occipitaux en particulier que vers le cinquième mois de la vie extra-utérine, comme nous l'enseigne Flechsig et pendant de nombreuses années encore l'encéphale va se développer. Est-il surprenant dès lors que les maladies qui peuvent atteindre la mère et l'enfant aient un contre-coup plus fréquent sur le cerveau que sur l'œil dont le développement remonte aux premiers jours. La rétine et le nerf optique sont une dépendance de la vésicule cérébrale antérieure. le cristallin est formé dès la quatrième semaine, la fente embryonnaire disparaît chez l'homme dès la septième semaine. Enfin l'œil du nouveau-né ne diffère de celui de l'adulte qu'à peine de quelques millimètres dans ses diamètres.

C'est là, sans doute, pensons-nous, l'explication de l'intégrité de l'œil, si commune chez les idiots, intégrité, nous le répétons, qui n'existe qu'au point de vue des lésions congénitales seulement ; car si l'on jette au contraire un coup d'œil sur les lésions inflammatoires et les troubles amblyopiques qui ne sont que la manifestation au dehors du désordre encéphalique. on constate aussitôt que les termes de la proposition sont changés et que l'œil chez l'idiot et l'imbécile paye au contraire un assez lourd tribut aux affections du nerf optique de nature inflammatoire et que la cécité est relativement assez fréquente. On pourrait croire, à première vue, qu'il y a là une véritable contradiction avec ce que l'on sait des stigmates de dégénérescence. Les lésions congénitales de l'œil se rencontrent le plus souvent chez des héréditaires qui présentent aussi des stigmates psychiques, puis prend-on le dernier degré de la dégénérescence l'idiotie et l'on constate la rareté de ces mêmes anomalies. La contradiction n'est qu'apparente. Pour qu'il y ait arrêt de développement dans l'œil, la lésion a dû se produire de bonne heure, dès les premiers mois de la vie intra-utérine et le cerveau, dès lors, s'est trouvé exposé aux mêmes conditions d'infériorité vitale, nous citerons dans le courant de ce travail plusieurs cas de microphtalmie avec cataracte congénitale et microcéphalie ; mais l'idiotie, nous le savons, est aussi souvent acquise que congénitale et, dès lors, pourquoi trouverait-on l'œil lésé ? C'est donc dans *les cas d'idiotie les plus graves* que nous trouverons des lésions analogues à celles dont nous parlons.

Aussi au cours de cette étude, dans notre première partie, classerons-nous nos observations sous ces deux chefs différents que l'examen des faits nous a montrés conformes à la clinique. Cette division n'a donc rien d'arbitraire, elle nous est imposée par les conclusions de ce travail. Mais des constatations sèches et arides n'ont guère d'intérêt, aussi avons-nous eu soin de mettre en relief, chaque fois que l'occasion s'en est présentée, l'enseignement que nous devions tirer des exemples rapportés. Le fait de l'hypermétropie générale chez les idiots confirme la théorie de la myopie acquise ; la nature névropathique du strabisme succédant presque toujours à des convulsions dans le jeune âge, nous paraît confirmée, par ce que l'on voit chez les idiots et les imbéciles. L'influence de l'éducation, de l'attention, sur la perception des couleurs est également frappante.

La concomitance de la microphtalmie et de la cataracte congénitale chez les microcéphales nous entraine à émettre quelque doute sur l'origine de la microcéphalie d'après Darwin et Vogt.

Plus tard, dans la partie psychologique, quand nous traitons de la nature et des caractères de l'hallucination visuelle chez les idiots et les imbéciles, la peur, qui en est l'élément dominant, nous amène à poser la question si l'on doit l'expliquer comme le fait Darwin dans l'*Expression des émotions*. On peut dire aussi que rien n'est plus propre que cette étude de la vision chez les idiots et les imbéciles à démontrer la valeur de la théorie empirique de l'acquisition de nos connaissances.

L'examen de la vision, du sens intellectuel par excellence, nous permet d'assigner à l'idiot et à l'imbécile le rang qui leur convient dans l'échelle des êtres. Nous comparons à l'enfant puis à l'animal les sujets que nous venons d'étudier, et, il faut le reconnaître, l'animal a des instincts bien supérieurs à ceux de l'idiot (tel est le poussin qui sorti à peine de l'œuf picore des grains de blé ; l'acuité visuelle de certains fauves et certains oiseaux de proie est fort connue), et bien que l'on ait prétendu que le cerveau des microcéphales rappelle celui de certains pithèques nous ne pouvons nous empêcher de faire remarquer combien en arrière de ces derniers il faut placer les idiots, si l'on tient compte du caractère des manifestations de l'activité cérébrale. N'y a-t-il pas un défaut de méthode évident à vouloir assimiler l'homme malade à l'animal sain ? Telle est la façon dont nous avons compris notre sujet. L'aridité que nous trouvions au début s'est peu à peu effacée, et ce n'est pas sans une véritable satifaction que nous avons pu vérifier avec des éléments nouveaux et jusqu'alors non utilisés certains principes d'ophtalmologie et de psychologie. Mais toute œuvre doit se proposer un but utile, aussi comme conclusion de notre travail nous appliquons-nous à rechercher quels sont les meilleurs moyens d'éducation pour les idiots et les imbéciles. Or, il ne faut pas l'oublier, c'est par le sens de la vue que nous acquérons le plus grand nombre de nos connaissances, c'est donc en s'adressant particulièrement à la vue que l'on pourra inculquer à la catégorie particulière de malades qui nous occupe toutes les notions indispensables à l'existence journalière. En aidant les idiots et les imbéciles à se suffire à eux-mêmes on leur rend certainement un immense service, mais le plus beau des résultats, à notre avis, c'est de porter la lumière dans ces cerveaux remplis de ténèbres, c'est de faire germer dans ces intelligences éteintes l'idée du beau, du bien, du vrai.

A cette question de l'éducation de l'idiot, où la vue joue un si grand rôle, se rattache naturellement la notion de la responsabilité, et, comme on le disait à la Société médico-psychologique, l'année dernière, actuellement tout travail concernant l'idiotie et l'imbécillité doit se terminer par un chapître de médecine légale. Aussi avons-nous essayé d'indiquer les quelques données, qui, à ce point de vue, découlent de nos observations ; elles se rattachent à l'étude de la vision mentale et à celle des hallucinations visuelles.

On a pu déjà remarquer que nous traitons parallèlement la question de la vision chez l'idiot et l'imbécile. C'est qu'en effet il n'existe pas de critérium pour distinguer l'un de l'autre, et, dès lors, il serait bien difficile si l'on voulait établir une statistique d'assurer que d'un côté on n'a que des idiots, et de l'autre que des imbéciles. D'ailleurs, les lésions étant les mêmes, la différence entre les deux groupes n'est plus qu'une affaire de chiffres, et, pour ne pas nous obliger à d'ennuyeuses répétitions, nous n'établirons pas deux chapitres spéciaux, l'un pour l'idiot, l'autre pour l'imbécile. Les différences qui existent entre les deux catégories ressortiront suffisamment au cours d'un travail, même ainsi compris.

Avant d'aborder l'historique, disons une fois pour toutes que nos examens ophtalmoscopiques ont été tous faits, la pupille étant préalablement dilatée par l'atropine, ce qui, au point de vue de la mesure de la réfraction, nous a permis d'éliminer un facteur d'erreur provenant de l'accommodation, et ce qui, d'autre part, nous a facilité l'examen du fond de l'œil chez des sujets. la plupart indociles et remuants. On pourrait, en effet, trouver qu'il est difficile de prendre connaissance de l'état des différents milieux de l'œil et de ses enveloppes chez des malades qui ne peuvent fixer, soit par le fait d'une lésion telle que le nystagmus, soit parce qu'ils sont incapables d'attention ; la dilatation pupillaire préalable avec l'atropine facilite singulièrement l'examen pour lequel il ne reste plus ensuite qu'à s'armer d'une grande patience jusqu'à ce que les divers mouvements spontanés du sujet aient amené les différents points de l'œil sous le regard de l'observateur.

———

CHAPITRE PREMIER

Historique.

« Les idiots sont souvent strabiques, mais en dehors d'un mémoire récent de Schleich les anomalies évolutives et fonctionnelles de l'appareil oculaire sont encore peu étudiées chez eux, la belle monographie de M. Picqué sur les maladies congénitales du globe de l'œil serait un excellent guide pour un pareil travail. » Telle est la façon dont s'exprime M. Chambard, dans son remarquable article Idiotie du *Dictionnaire encyclopédique des sciences médicales*. Nous avons tenu à rapporter ces paroles pour montrer combien, en effet, nous sommes pauvres de documents sur la question qui nous intéresse. Quelque soin que nous ayons mis aux recherches bibliographiques nous n'avons pu glaner que de bien rares et de bien maigres épis. Disons tout de suite à quoi cela tient.

Les ophtalmologistes, qui décrivent avec un soin si minutieux toutes les lésions oculaires qu'ils rencontrent, oublient la plupart du temps de mentionner l'état intellectuel de leurs malades : question fort accessoire pour eux. Aussi, à part les observations qui concernent la rétinite pigmentaire (de Graefe, Hoering, Liebreich, de Wecker), certaines anomalies d'insertion du nerf optique au fond de l'œil (Fuchs. *Archiv. fur. Ophtal.*, t. XXVIII, 1, p. 137), ou encore la relation de la cataracte zonulaire avec les convulsions et l'hydrocéphalie (Arlt, Horner), à part ces quelques indications de l'influence de la dégénérescence sur l'appareil oculaire, c'est là, on peut le dire, un chapitre qui reste à écrire. Dans son ouvrage si intéressant et si savant, M. Picqué ne mentionne qu'une fois, d'après Falchi, le cas d'une idiote de 27 ans atteinte de double microphtalmie. Nous n'avons pas pu retrouver dans ce long et si instructif mémoire un seul autre cas pouvant rentrer dans la même catégorie. Et pourtant, ne semble-t-il pas que, dans ces exemples d'anophtalmie ou de cryptophtalmie, de microphtalmie, etc. accompagnés de lésions si graves du cerveau, du crâne, ou d'autres organes, il n'y ait de nombreux candidats aux infirmités psychiques qui nous occupent ? Toutefois, deux causes nous empêchent d'être affirmatif, quel que soit le haut degré de probabilité qui nous entraîne à penser ainsi. Souvent, en effet, vu la gravité des lésions encéphaliques qui accompagnent ces altérations de développement la mort arrive de fort bonne heure, avant que toute trace d'intelligence ait pu se manifester chez les sujets en question. Tel est le cas de Parise, publié en 1837 à la Société anatomique, où l'on note l'absence de globe oculaire, de nerf optique, de chiasma, de corps genouillé interne ; la mort était survenue au septième jour. Tel est aussi cet autre cas de Sissa. Petite fille morte au bout de cinq jours avec anophtalmie ; les tubercules quadrijumeaux et les couches optiques étaient plus petits ; il existait une protubérance sur la ligne médiane du front résultant d'un chevauchement des frontaux, etc...

Bartscher rapporte l'observation d'un enfant mort à 6 jours avec : anophtalmie, bec-de-lièvre double, la fissure s'étendait au voile du palais, les testicules retenus dans le canal ; six doigts ; les orbites étaient vides.

C'est donc, d'une part, cette léthalité précoce qui fait que dans les asiles d'idiots on ne rencontre qu'un très petit nombre de malades porteurs de ces lésions de développement qui entraînent avec elles une si haute gravité. A cette même raison qui nous empêche dans la littérature ophtalmologique de trouver mention du niveau intellectuel des malades s'en joint une autre : le jeune âge auquel ils sont amenés au spécialiste. C'est, en effet, dans les premiers jours qui suivent la naissance que la mère effrayée conduit son enfant au médecin. Et, dès lors, impossibilité à ce dernier de mentionner sur son observation ce qui nous intéresse particulièrement. D'ailleurs nous ne pouvons mieux faire que de transcrire à ce propos ce qu'écrit le Dr de Wecker dans son Traité d'ophtalmologie (1).

« Nous ne dirons que peu de mots des anomalies congénitales observées dans l'orbite, car elles ne présentent qu'un faible intérêt pratique. Elles se rencontrent, en effet, pour la plupart en même

(1) 4e vol., p. 956.

temps que d'autres vices de conformation, incompatibles avec l'accomplissement régulier des fonctions vitales, et, dans les cas où elles constituent de simples difformités chez des sujets d'ailleurs bien constitués, elles échappent toutes aux ressources de l'art, et ne peuvent être pour le médecin qu'un objet de curiosité. »

Cette citation justifie ce que nous avancions.

Nous pouvions espérer que nous serions plus heureux en compulsant les ouvrages et les revues qui concernent particulièrement les maladies mentales. Là, c'est le contraire de ce que nous avons observé précédemment. Si les qualificatifs d'idiot et d'imbécile ne manquent plus, les examens ophtalmoscopiques, en revanche, ne sont jamais pratiqués. En dehors du strabisme, de la couleur de l'iris, des anomalies de la pupille, les lésions externes ne sont guère signalées. C'est surtout l'expression du regard qui a frappé les observateurs. Qu'on lise plutôt les observations d'Esquirol (1).

Dargent, âgée de 24 ans. Les yeux sont châtains, le regard louche, la physionomie stupide, elle ramasse toutes sortes d'ordures.

Delâtre, âgée de 21 ans, les yeux sont roux, presque fixes ; le regard est louche ; la commissure externe des paupières est plus élevée que la commissure interne ; la pupille est habituellement dilatée. Dès l'enfance, D..., est demi-sourde, depuis 19 ans, la surdité semble diminuée. S'approche-t-on d'elle, elle regarde d'un air sauvage. Voit-elle faire quelques signes, elle reste la bouche béante. Si elle voit donner quelque chose à manger à ses compagnes, elle fait signe pour qu'on ne l'oublie pas. Elle reconnaît son père et lui fait des caresses. Elle est sans pudeur, aime à rester nue, et paraît occupée à se considérer. Très adonnée à l'onanisme, la présence des hommes paraît n'avoir aucune influence sur elle.

Grous..., 19 ans. Les yeux sont bleus. La nuit elle quitte son lit et court sans motif dans le dortoir. Elle est extrêmement peureuse. Lui présente-t-on des objets qui lui plaisent, elle laisse échapper du gosier des sons articulés hé, hé, héou, et sourit.

Elle arrête son attention sur les objets qui l'entourent... La présence des hommes agit fortement sur elle.

Brikton, âgée de 20 ans. L'œil droit est bleu, le gauche est roux, la

(1) *Observations pour servir à l'histoire de l'idiotie. Des maladies mentales considérées sous les rapports médical, hygiénique et médico-légal.* Paris, 1838, t. II, p. 283.

physionomie est calme, mais sans expression. Elle arrête son attention sur ce qui se passe autour d'elle, et paraît s'en occuper.

Nous pourrions multiplier les observations mais cela nous semble vraiment inutile.

Comme Esquirol, Belhomme note surtout l'expression du regard, et les détails techniques concernant l'état de l'organe de la vision manquent aussi dans ses observations. En voici quelques-unes résumées :

Flore Destang, 23 ans. La physionomie douce et expressive avant son arrivée à l'hospice, elle a appris à lire et à écrire. (*Imbécillité premier degré.*)

(*Imbécillité, deuxième degré.*) Constance Rosier (24 ans), yeux bleus, physionomie agréable. Elle se livre à des ouvrages manuels qui n'exigent pas une grande attention.

(*Troisième degré.*) Marie Chatagnon (27 ans), grands yeux châtains, physionomie hébétée mais douce.

Idiotie (*premier degré*). Marguerite Vilduc (21 ans), yeux châtains, physionomie sans aucune expression, lorsqu'elle aperçoit les aliments elle se jette dessus. Lorsqu'on l'approche elle paraît très peureuse, gesticule et redouble es cris.

(2e *degré.*) Gaudin (20 ans), yeux petits, bleus et louches. La phsionomie est immobile.

Fodéré qui a étudié les manifestations du crétinisme, que l'on doit à bon droit ranger parmi les causes de l'idiotie, nous montre ainsi la succession des symptômes lorsque l'affection est postérieure à la première enfance. « L'enfant est très beau, ses yeux sont grands, bleus et vifs, le visage blanc et vermeil..... Puis vers sept, huit ou neuf ans, le goitre se forme, se développe, et à fur et mesure de sa grosseur, les yeux deviennent ternes, le visage s'empâte et prend une couleur d'un blanc mat... »

Plus loin il ajoute : « Leur vue est normale, mais non leur regard, et ils n'aperçoivent ni les distances, ni les couleurs ».

Seguin qui s'est si spécialement et si heureusement occupé des idiots est plus précis que ses devanciers lorsqu'il s'agit des troubles de la vision, mais il n'indique pas (sa situation ne le lui permettant point) les altérations de l'organe visuel. Ce qui l'a frappé surtout, c'est que les idiots sont : « incapables de regarder ce qui ne leur permet de prendre aucune notion exacte des choses et des personnes » (1). « Partout et toujours l'idiotie même superficielle emporte avec elle des désordres dans les fonctions de la vue » (2). Dans un paragraphe spécial de l'*Incapacité de direction ou de fixité du regard* (3), il dit que c'est là un des symptômes essentiels de l'idiotie, et que quiconque à vécu au milieu des idiots ne peut s'y tromper : « Les incapacités relatives à la vision dans l'idiotie se réduisent à deux. L'une consiste à ne pouvoir fixer la vue qui est constamment mobile et ne se repose que dans une certaine obliquité vague où l'enfant paraît regarder sans voir ; l'autre en une fixité morne et obstinée, hors de laquelle l'œil de l'enfant ne peut sortir pour regarder un ou plusieurs objets qu'on lui présentera successivement. Les troubles dans la perception des couleurs ne lui ont pas échappé : «... confusion de plusieurs couleurs par le sens de la vue, ou imperception absolue de quelques autres, telles sont les principales idiosyncrasies du système nerveux auxquelles les idiots sont sujets » (4).

Quand nous disons que Seguin n'indique pas les altérations de l'organe visuel cela n'est pas rigoureusement exact. Il nous apprend en effet que les idiots sont exposés plus que d'autres individus à un certain nombre de maladies qu'il classe par ordre de fréquence et où nous trouvons en 7e lieu les ophtalmies ; en 9e la cécité ; 10e la myopie ; 11e le strabisme (5).

Disons tout de suite que nous ne parlerons qu'incidemment des ophtalmies, et que pour ce qui est de la myopie nous verrons qu'on n'en trouve que de très rares cas, et encore cela chez des idiots ou des imbéciles fréquentant l'école. Mais Seguin n'avait, à son époque, pour se guider dans son appréciation que ce fait, complètement insuffisant, de la tendance des enfants à rapprocher les objets dans la vision de près. Lorsque nous traiterons de l'éducation de l'idiot nous emprunterons encore à Seguin plus d'une citation concernant ses remarques sur la vision chez ces sujets.

(1) Page 93.
(2) Page 138.
(3) Page 142.
(4) Page 256.
(5) Page 255.

Langdon Down (1) dans un article paru dans les *Transactions of the obstet. Soc. of. London*, parle incidemment de certains troubles oculaires chez les idiots. Parmi les éléments d'un diagnostic précoce il signale : un défaut de la vision, une inclinaison trop prononcée de la région occipitale. L'examen de la rétine et des milieux de l'œil établira si le défaut de la vision tient à une cause cérébrale ou optique. Il signale le strabisme ; la présence aux angles internes des yeux de replis semi-lunaires de la muqueuse, signes de dégénérescence intellectuelle congénitale. Ces angles internes sont-ils trop rapprochés comme chez les idiots microcéphales, ou scaphocéphales, ou trop séparés comme chez les idiots macrocéphales ou hydrocéphales ? Les yeux sont-ils dirigés obliquement comme dans cette variété décrite par l'auteur sous le nom d'idiotie mongolique ? On devra également attacher une grande importance à la présence du nystagmus qui se rencontre très fréquemment chez les enfants à intelligence peu développée (2).

M. Auguste Voisin dans ses *Leçons cliniques sur les maladies mentales et sur les maladies nerveuses* (3) rapporte plusieurs observations d'idiots ou d'imbéciles atteints de cécité, de strabisme, etc., et surtout de graves lésions encéphaliques, ayant intéressé les nerfs optiques, les bandelettes, la couche optique et les lobes occipitaux, Nous nous servirons en temps voulu de tous ces matériaux épars. Nous aurons de même recours au mémoire d'Audry : Les porencéphalies » (4).

Mais le seul travail véritablement spécial sur la question que nous possédions, c'est la monographie de Schleich que nous avons mentionnée au commencement de ce chapitre. Elle porte pour titre ; « *Die Augen der Idioten der Heil und Pflege Anstalt Schloss stetten in Würtenberg* (5) Encore, est-ce là un article fort écourté et très incomplet. Nous y reviendrons plusieurs fois pour comparer les chiffres de l'auteur allemand avec les nôtres. Toutefois, nous en don-

(1) LANGDON DOWN The obstetrical aspects of Idiocy. *Transact of the obstetric. Soc. of London*, vol. XVIII, p. 296, 1877.

(2) Nos remerciements à notre excellent ami Mirallié, interne provisoire pour ses traductions d'auteurs allemands.

(3) 1883, page 333 et suivantes.

(4) *Klinische Monatsblätter für Augenheilkunde*, n° d'octobre 1885.

(5) *Revue de médecine*, 1888. Les porencéphalies.

nerons ici l'analyse. Schleich constate qu'en dehors d'un ouvrage de Manz : sur les anomalies congénitales de l'œil dans leur rapport avec les maladies de l'intelligence et du système nerveux, ouvrage anatomo-physiologique et pathologique, il n'y a rien eu d'écrit sur la question qui est tout entière à reprendre.

Le nombre des idiots qu'il a examinés est de 156. Les recherches ont porté sur la coloration des cheveux, de l'iris, les dimensions de la pupille, l'état des muscles de l'œil, l'acuité visuelle, la réfraction, l'accommodation, la perception des couleurs, le champ visuel, l'état des milieux réfringents. Après avoir dit combien difficile est cette étude, il fait remarquer que les anomalies de pigmentation de la sclérotique, de l'iris, de la choroïde, que l'albinisme, en particulier, sont fort rares. Il note la grande fréquence du strabisme, le grand nombre des hypermétropes. Il n'a pas trouvé d'opacités cristalliniennes congénitales, nous en rapportons plusieurs observations personnelles; Schleich constate enfin que les lésions oculaires sont relativement fréquentes chez les idiots et en rapport avec la microcéphalie. Il décrit des lésions du fond de l'œil que nous n'avons pas vues, et ne nous donne que peu de renseignements sur l'aspect de la papille. Nous ne trouvons pas mentionnés dans ce mémoire de cas de cécité. A part ces quelques différences qui s'expliquent fort bien, nous le verrons plus tard, les principales conclusions de l'auteur allemand et les nôtres sont sensiblement les mêmes.

Dans les observations si intéressantes et si instructives que M. le Dr Bourneville publie chaque année dans *Les recherches cliniques sur l'idiotie, l'hystérie et l'épilepsie* nous n'avons pas toujours rencontré tous les renseignements que nous aurions pu désirer, mais à défaut d'examens ophtalmoscopiques, l'état de la vision est assez souvent suffisamment signalé pour que ce renseignement joint à ceux de l'autopsie où toutes les lésions des bandelettes optiques, des couches optiques, des lobes occipitaux sont soigneusement consignées, nous fournisse d'utiles et précieuses données.

Quant aux hallucinations visuelles chez les idiots et les imbéciles elles n'ont guère été étudiées, aussi n'avons-nous qu'à mentionner quelques observations de Parise (1), de Goutnikoff (2), de Bourneville.

(1) Hallucination continue chez un imbécile. *Encéphale*, 85.
(2) Goutnikoff. De la folie chez les imbéciles. *Encéphale*, 86.

La question de la responsabilité chez les faibles d'esprit a été étudiée par Parant, dans un article de l'encéphale (1). Mais nous avons pu par ces recherches nous convaincre du peu de documents écrits qui existent à l'heure actuelle relativement à toutes ces questions pourtant si intéressantes. Aussi avons-nous rédigé ces notes avec des matériaux personnels pour la plus grande partie, regrettant plus d'une fois de n'avoir pas un champ plus large d'observations, ni de modèle à suivre dans cette route encore inexplorée (2).

(3) *Encéphale*, 86.

(4) M. DAGUILLON, interne de l'asile de Villejuif, nous a donné plusieurs observations, nous l'en remercions.

CHAPITRE II

A. — Les anomalies de développement et les maladies congénitales du globe de l'œil chez les idiots et les imbéciles.

Dans l'introduction, au début de ce travail, nous avons dit que l'œil de l'idiot et de l'imbécile n'offre que rarement des anomalies de développement, ce qui s'explique par le fait d'une évolution différente de l'œil et du cerveau. Aussi n'avons-nous qu'un nombre assez restreint d'observations personnelles à présenter. Nous ne répéterons pas de nouveau quelles raisons empêchent de trouver semblables indications dans les ouvrages ayant trait soit aux maladies des yeux, soit aux affections mentales. Notre pauvreté est suffisamment expliquée.

Afin de mettre certain ordre dans l'exposition des troubles qu'il nous faut indiquer nous les classerons suivant les différentes parties de l'œil auxquelles ils se rapportent.

Nous commencerons par l'examen des affections qui influent sur le globe oculaire tout entier (microphtalmie), nous examinerons ensuite les maladies du cristallin, de l'iris, de la choroïde, de la rétine, du nerf optique.

MICROPHTALMIE

La microphtalmie consiste dans une réduction considérable des différents diamètres de l'œil. Il est bien rare que l'organe soit simplement diminué de volume. Le plus souvent il y a coexistence d'un coloboma irien, parfois aniridie, coloboma ou ectopie du cristallin, cataracte congénitale, coloboma de la choroïde, etc... Le plus généralement la fonction visuelle est gravement compromise. Souvent il y a des altérations du squelette de la face ou du crâne. Sur cent cas qu'il a pu examiner Kundrat n'a pas trouvé un sujet normal.

La pathogénie de l'affection reste fort obscure et voici à cet égard les conclusions de M. Picqué : « si elle peut constituer, dans quelques cas rares, un simple arrêt de développement local coïncidant avec des malformations pouvant porter sur d'autres organes, le plus souvent elle reconnaît pour cause une anomalie de développement du globe de l'œil, dont elle est tributaire, ou une maladie inflammatoire intra-utérine, dont elle constitue le dernier terme ».

Nous n'avons pas la prétention, dans les cas que nous allons rapporter, de contribuer à élucider la question, mais ces exemples de microphtalmie chez des microcéphales démontrent bien que le fœtus, à une époque donnée, a été soumis à un trouble vital qui a porté à la fois sur l'œil et le cerveau. Et dès lors, il devient possible d'assigner en quelque sorte l'époque à laquelle a dû agir la cause productrice de l'idiotie. Et quelle que soit la disposition élémentaire qu'offrent les circonvolutions cérébrales, quel que soit le rapprochement qu'elles peuvent permettre entre les cerveaux d'animaux inférieurs, il nous semble que ce fait d'une lésion oculaire qui ne peut être d'ordre régressif et qui se produit en même temps qu'une lésion cérébrale permet de douter de l'évolution régressive des centres nerveux. La même cause morbide, semble-t-il, atteint l'un et l'autre organe. Et si l'œil subit le contre-çoup d'une maladie inflammatoire intra-utérine, le cerveau doit s'y trouver soumis également. Pourquoi les forces mystérieuses de l'atavisme agiraient-elles plutôt sur l'un que sur l'autre. Ne semble-t-il pas aussi que dans ces cas du moins, l'arrêt du cerveau est le premier en date, et l'ossification des fontanelles consécutive. On sait, en effet, que les causes de la microcéphalie se ramènent à deux, suivant les différents auteurs : la suture prématurée des os du crâne empêchant le développement du cerveau, ou bien, au contraire, l'encéphale restant d'emblée plus petit.

Telles sont les réflexions que nous ont suggérées les observations suivantes :

Observation I (personnelle). — *Idiotie complète.*

E. F..., 6 ans (1890). Microphtalmie double, un peu moins prononcée à droite où l'iris mesure 1 millim. de plus dans le diamètre transversal. La pupille (après atropinisation) est également un peu plus dilatée à droite.

Cataracte congénitale double centrale. La périphérie du cristallin permet à droite d'apercevoir le fond de l'œil sans pouvoir toutefois en distinguer les détails. A gauche cette perception imparfaite est même impossible.

Les iris sont bleuâtres : il existe un très fort nystagmus latéral. Le malade ne distingue rien.

Les diamètres du crâne sont les suivants :

Occipito-frontal, 25 cent.

Biauriculaire, 22 cent.

Circonférence, 42 cent.

Les membres inférieurs et supérieurs sont contracturés.

OBSERVATION II (PERSONNELLE). — *Imbécillité très prononcée.*

Bl..., Alice, 21 ans 1/2 (1881). Père ivrogne, mort d'apoplexie. Mère bien portante; une sœur choréique, un frère, bizarre, emporté, méchant.

A parlé à 6 ans.

On remarque la cataracte pour la première fois à 4 mois. Sa mère s'est aperçue qu'à 15 mois, elle avait le côté droit paralysé.

Microphtalmie double. Cataracte polaire postérieure. Nystagmus latéral. Chaque cornée ne mesure que 6 millim. de diamètre transversal et 5 de vertical. Les pupilles en pepin de poire se trouvent aussi bien à droite qu'à gauche, tournées en haut et en dedans. Impossibilité d'éclairer le fond de l'œil. Iris gris fer. La malade distingue le jour de la nuit.

La jambe droite est fléchie sur la cuisse, l'avant-bras sur le bras; le côté droit tout entier est moins développé que le côté gauche.

Bras droit (circonférence)	22 cent.
— gauche —	24
Avant-bras droit —	21
— gauche —	22
Jambe droite —	29
— gauche —	35
Cuisse droite —	43
— gauche —	52
Circonférence du crâne	48
Diam. occip-front.	27
Diam. biauricul.	26

Dans cette seconde observation la microcéphalie est beaucoup moins prononcée que dans la première; il en est de même, d'ailleurs, de la microphtalmie, et l'on peut, sans trop de témérité, avancer que le trouble intra-utérin qui a produit ces désordres s'est manifesté plus tard dans le second cas que dans le premier.

Observation III (Thèse Picqué, p. 152).

Cas de Haah (cité par Falchi). Examen de deux rudiments de bulbe appartenant à une jeune idiote de 27 ans.

Nous ne rapporterons pas l'examen histologique qui suit, il n'a pour nous aucun intérêt.

Ce sont là les seuls cas certains que nous puissions rapporter ; nous ne voudrions pas, en effet, ranger sous ce chef les observations dans lesquelles on lit simplement yeux petits (Esquirol, etc.). Le volume du globe oculaire dépend, mais en apparence seulement, de la grandeur de l'ouverture palpébrale. C'est là très vraisemblablement ce qui a frappé les observateurs, et l'on ne pourrait enregistrer sans commettre une grossière erreur ces cas comme exemples de microphtalmie.

Schleich n'a pas rencontré les lésions que nous venons de décrire ce qui montre combien elles sont rares, puisque ses examens ont porté sur 156 idiots. Il n'a pas trouvé non plus de cataractes congénitales, altération dont nous allons maintenant nous occuper.

CATARACTE CONGÉNITALE

La cataracte congénitale est une affection en somme assez rare puisque sur 40.000 malades de Wecker n'en a trouvé que 125, soit une proportion de 0,30 p. 0/0. Nous ferons remarquer que nos deux premières observations de microphtalmie s'accompagnaient de cataractes congénitales. Nous en rapportons ici 3 exemples nouveaux dont deux personnels et dont un dû à l'obligeance de notre ami Daguillon, nous y ajoutons un 4e cas de cataracte, due à une irido-choroïdite.

Observation IV (personnelle)

Lafon..., Charlotte (21 ans). Débilité mentale.

Père : éthylique, grand père violent. Mère : calme, morte d'un cancer utérin. Un frère violent, emporté, braque.

Convulsions à un mois ; ne parlait pas du tout à 7 ans. Zézaiement.

Dents cariées avec barres transversales. Oreilles dissemblables, non lobulées. Front moyen. Corps thyroïde peu développé. Lit en épelant. Ne sait pas compter, ourle des mouchoirs, mais très mal. Débilité prononcée. Rebelle à l'éducation. Cataracte zonulaire. L'anneau opacifié du cristallin est complet. Le centre et la périphérie de la lentille laissent apercevoir le fond de l'œil qui est normal. L'iris est bleu. Hypermétropie + 1 D.

Jonathan Hutchinson, dans un article paru dans *The Lancet* (1), a attiré l'attention sur un développement imparfait de l'émail des dents, dans les cas de cataracte zonulaire. Cette altération qui consiste dans l'absence de l'émail se voit sur les incisives, les canines et les premières molaires de la dentition permanente, les petites molaires y échappent d'une manière presque constante. Hutchinson ajoute que probablement ce défaut de développement des dents est dû à l'influence du mercure employé dans l'enfance, bien qu'il soit fort possible que d'autres influences accompagnées d'inflammation des gencives puissent produire quelquefois le même résultat. L'auteur fait également remarquer qu'il est rare de rencontrer la cataracte zonulaire sans convulsions dans l'enfance et il ajoute, que le mercure ne peut être invoqué pour expliquer l'apparition de la cataracte. Pourquoi dès lors rapporter à deux causes différentes les lésions des yeux et des dents, ainsi que les convulsions, quand la dégénérescence, résultat de l'hérédité nerveuse, nous en donne la véritable explication.

On peut appliquer les mêmes remarques à l'observation suivante, bien, qu'il ne s'agisse pas de la variété de cataracte zonulaire.

Observation V (personnelle). — *Cataracte congénitale.*

Poc... Débilité mentale avec épilepsie. Père alcoolique. Mère nerveuse. Née en septembre 1871. Accouchement à terme et facile.

Convulsions à 9 mois ; a marché à 15 mois. A parlé à 18 mois.

Convulsions de 9 mois à 7 ans. De 7 ans à 13 ans pas de convulsions. A 13 ans au milieu de la nuit attaque convulsive. Hébétude après les attaques. Réglée à 15 ans.

(1) Illustrations of the Kind of teeth usually met with in zonular cataract. *The Lancet*, 6 mars 1875, 1, p. 396.

Lobe droit du corps thyroïde plus gros que le gauche. Oreilles petites, pas de lobules. Voûte palatiue ogivale. Dents : Les molaires sont cariées, quelques-unes manquent ; les incisives et les canines à la mâchoire inférieure sont étroites, séparées par intervalles considérables, et elles sont rétrécies en leur milieu.

A la mâchoire supérieure, même rétrécissement sur la moitié des incisives. Les deux incisives médianes supérieures sont appliquées l'une contre l'autre et séparées des incisives latérales par un intervalle de 2 millim. L'émail de l'extrémité des dents supérieures est brisé en avant. Stries transversales sur les dents. Cou un peu gros.

OBSERVATION III (Communiquée par M. DAGUILLON).

S.., O. D. V = 1/10.

O.G. V = 1/10.

Cataracte congénitale, pour laquelle on a pratiqué une double iridectomie.

Imbécillité prononcée.

OBSERVATION IV (PERSONNELLE)

L'aspect blanchâtre, laiteux de la cataracte, dans le cas suivant, la coexistence de traces d'irido-choroïdite ancienne sur les deux yeux, nous empêchent de ranger parmi les cataractes congénitales ces troubles du cristallin dus très vraisemblablement à une altération dans sa nutrition par le fait des lésions des membranes profondes. Néanmoins, nous donnerons cette observation ici pour n'avoir pas à y revenir.

Marot..., 6 ans (1877). Père alcoolique, mort à 48 ans, d'un cancer de l'estomac. Peu intelligent, ne savait ni lire ni écrire ; violent. Son père, et son frère étaient également alcooliques.

Mère : migraineuse, boit beaucoup (marchande au marché) sa mère est morte subitement à 46 ans.

Une fausse couche à 6 mois 1/2, 4 enfants morts à 7 ans, à 3 mois, 4 mois, 1 mois ; un autre âgé de 11 ans et intelligent.

Notre malade à trois semaines a eu le muguet. Elle a marché à 27 mois. Ses premières dents à 15 mois. Elle a commencé à parler à 20 mois.

L'observation ajoute qu'à trois semaines elle a cessé de voir de l'œil droit.

Les dents sont cariées. Les oreilles non lobulées. La voûte palatine très ogivale. Asymétrie crânienne, enfoncement de l'occipital à gauche. La physionomie est hideuse. Les yeux petits ; strabisme interne et alternant. Clignotement perpétuel des paupières. La fente palpébrale est obliquement dirigée de haut en bas de dedans en dehors. La malade regarde presque toujours en haut. Les sourcils sont presque horizontaux.

Turbulente, elle crie, frappe, mord. État semi-maniaque ; hallucinations avec frayeurs.

Les deux pupilles ne réagissent nullement, par le fait de synéchies postérieures totales. La cataracte de l'œil gauche est blanche, laiteuse. A droite, les dépôts qui sont à la surface antérieure du cristallin ne permettent pas d'éclairer le fond de l'œil.

En somme, nous avons là quatre cas de cataractes, dont trois appartiennent à la variété congénitale. Ce qui nous frappe tout particulièrement ce sont les habitudes alcooliques invétérées chez les parents ; et la coexistence des lésions dentaires signalées par Hutchinson. Le degré prononcé d'imbécillité des malades nous montre que le trouble psychique n'est pas inférieur à la lésion somatique. Loin de nous la pensée de dire que toute cataracte congénitale doive s'accompagner d'un semblable état mental, mais ce que nous croyons c'est que la plupart du temps la dégénérescence est évidente, pour peu qu'on la recherche. M. le Dr Trousseau nous a cité le cas d'une famille où les 7 enfants qui la composent sont atteints de cette affection, le père étant un beau type de dégénéré supérieur.

IRIS. MALADIES CONGÉNITALES.

Nous n'avons rencontré ni absence (aniridie), ni arrêt de développement de l'iris (coloboma). Les deux cas que nous rapportons plus loin sont empruntés à Felser (1) et à Young. Nous croyons bien que l'ensemble de la 2e observation nous permet de ranger parmi les débiles cet enfant de 9 ans, indocile, atteint de cataractes, de nystagmus, d'aniridie et dont la mère rapporte l'état à un grand chagrin pendant sa grossesse.

(1) Felser. *Klinische Monats. für praktische Augenheilkunde.*

Aniridie (1). — L'auteur a observé deux sœurs de 30 et 35 ans, toutes deux atteintes de diminution congénitale des deux cornées, avec cataractes équatoriales, et aniridies complètes ; l'accommodation se faisait très bien ; mais l'ophtalmoscope fit voir des pupilles petites, ovalaires, à contours peu nets ; les vaisseaux de la rétine sont très tenus ; l'une des deux sœurs avait le crâne déformé en pain de sucre et était d'une *intelligence médiocre*. Chez elle, l'extraction des deux cataractes, n'améliora que très peu l'acuité visuelle.

ROHMER (*Revue des sciences médicales*).

Il s'agit d'un enfant de 9 *ans*, d'origine allemande, pâle, anémique, qui fût amené à l'auteur, par la mère, qui prétendait que son fils avait la vue basse et ne présentait pas de pupille. A l'inspection, la double absence de l'iris fut constatée, ainsi qu'un nystagmus horizontal. Les deux cristallins étaient en place et légèrement opacifiés au centre. Il fut impossible à cause de l'indocilité de l'enfant d'examiner complètement le fond de l'œil. Il y avait une hypermétropie d'environ 4 D, et le jeune garçon comptait les doigts à dix pieds environ, les verres convexes augmentèrent son acuité visuelle. Aucun autre membre de la famille n'avait présenté de vice analogue et la mère mettait l'*état de son enfant* sur le compte d'un grand chagrin qu'elle avait eu dans le cours du troisième mois de sa grossesse.

YOUNG H.-B.). *Arch. of ophtalm.* (2).

Shleich a constaté que parmi les individus blonds la 1/2 ont l'iris clair, et l'autre 1/2 l'iris foncé. Dans un cas, il a trouvé un iris clair d'un côté et foncé de l'autre. (Heterochromia iridis unilateralis). Une fois également il a vu la persistance de la membrane papillaire, et dans un certain nombre de cas des synéchies antérieures et postérieures coïncidant surtout avec des troubles de la cornée. Quant à la réaction et à la dimension de la pupille elles sont ordinairement normales. Dans deux cas seulement s'est rencontrée une différence de diamètre dans les pupilles ; dans 5 cas, réaction lente à la lumière avec réaction rapide à l'accommodation ; dans un cas myosis considérable.

Nous n'avons pas par devers nous d'observation d'Heterochromia

(1) *Aniridia utriusque oculi completa congenita.*

(2) A *case of congenital irideremia* décembre, 1882, p. 165.

iridis unilateralis. Quant au total des différentes colorations de l'iris, nous ne nous sommes pas donné la peine de le rechercher, ne voyant pas trop l'intérêt de cette question. Cela nous rappelle que Lombroso dans l'Homme criminel (1) après avoir cité la statistique de Bertillon qui porte sur 4,000 criminels où l'on a observé 33,2 0/0 avec l'iris de couleur marron, 22,4 0/0 de couleur châtain sombre, 32,4 0/0 jaune ou rouge, et 12 0/0 impigmentés ou avec reflets verdâtres, cela nous rappelle disons-nous, que Lombroso conclut qu'on ne peut tirer de ces faits des conclusions décisives, les comparaisons manquent avec les sujets normaux. Nous ne pouvons que répéter la même chose et la coloration de l'iris n'a d'importance qu'autant que l'on peut constater une différence notable entre les deux côtés.

Quant à la persistance de la membrane papillaire, il ne faut pas oublier qu'il est assez fréquent d'en trouver des traces chez le nouveau-né, traces qui souvent disparaissent plus tard, la résorption de la membrane ayant lieu au plus tôt dans le courant du 7e mois, d'après Cloquet, et à la fin du 9e, d'après de Ammon. Aussi les cas de cette persistance chez l'adulte sont-ils très rares, d'après de Wecker, il n'en existerait dans la science que 21 exemples. Comme le développement de l'iris commence relativement fort tard, à une époque où la fente choroïdienne est déjà fermée (de Ammon) les altérations de développement de cette membrane indiquent une affection survenant au plus tôt après le 4e mois, et souvent plus tard, les premières fibres musculaires iriennes se manifestant vers le 6e mois.

Schleich qui mentionne l'inégalité pupillaire et le myosis dans un petit nombre de cas, ne parle pas de la dilatation pupillaire si fréquente chez un certain nombre d'idiots. Et pourtant, cette particularité a frappé tous les médecins qui ont soin de ces malades. Seguin lui-même, qui insiste sur la viduité de leur regard, ajoute en note : « Cela tiendrait-il, à ce que la sensibilité du nerf optique serait, comme la sensibilité générale au-dessous du type normal dans l'idiot ? Chez lui, la pupille est plus dilatée communément et le regard embrasse une plus grande surface, au détriment sans doute de la précision du regard ».

Nous verrons au chapitre des maladies inflammatoires du nerf optique que la prévision de Seguin se trouve en partie justifiée, mais

(1) P. 229.

dès maintenant nous devions attirer l'attention sur la fréquence de cette dilatation pupillaire.

Nous ajouterons en terminant qu'il est possible de rencontrer l'inégalité pupillaire dans certaines formes d'idiotie dues à une méningite, tel est le cas rapporté par Wierner et Flechter Beach (1).

En 1878, un enfant de 7 ans, vigoureux est pris de maux de tête, de frayeurs nocturnes, les mouvements sont gênés ; l'importance fonctionnelle arrive progressivement ; on observe de l'*inégalité pupillaire* ; l'idiotie devient complète, gâtisme.

La mort est survenue en 1882 et l'autopsie a montré que la pie-mère était épaissie et louche, surtout dans les régions occipitales ; il existait une congestion diffuse du cerveau, dont les circonvolutions étaient rudimentaires.

A cette observation, nous pouvons en ajouter une autre. La malade lit encore, mais la double atrophie optique permet d'affirmer, sans la localiser, la lésion centrale.

B..., 10 ans (1885). La mère après avoir payé les quinze premiers mois de nourrice, a disparu : aucuns renseignements sur le père.

Débilité mentale prononcée. Aurait eu la rougeole et la fièvre typhoïde, surdité passagère.

Asymétrie faciale; nez dévié à gauche; l'œil gauche est moins ouvert que l'œil droit. La pupille droite est plus dilatée que la gauche; les deux réagissent à la lumière. Une note de M. Galezowski qui accompagne l'observation, porte les indications suivantes :

« La papille est blanche, brillante, à contours bien tranchés; il n'existe pas la moindre trace d'infiltration. Les vaisseaux ne sont pas tortueux et conservent leur direction normale.

En somme, atrophie du nerf optique à forme progressive.

Ce cas, joint au précédent, montre bien que l'inégalité pupillaire, le plus souvent, doit être sous la dépendance d'une lésion centrale, qui peut ou non se manifester du côté de la papille. Aussi, notre observation eût-elle été mieux placée au chapitre suivant. Ce que nous avons dit de l'inégalité pupillaire nous autorise toutefois à la

(1) *A case of chronic meningites.* Brain, p. 107, avril 1888.

placer ici. Il est d'ailleurs des cas auxquels il est difficile d'assigner une place plutôt qu'une autre.

ALTÉRATIONS CONGÉNITALES DES MUSCLES DE L'ŒIL

Nous serons bref sur cette altération des muscles. Nous n'avons qu'un cas à rapporter. Encore, on le verra, n'a-t-il pas toute la précision désirable. L'importance du strabisme est telle que nous lui consacrerons un chapitre spécial, et comme ce trouble dans la statique des globes oculaires, ne reconnaît point un arrêt de développement des muscles, mais un trouble survenu plus tard dans leur innervation, nous ne saurions traiter ici cette question.

Blépharoptose congénitale avec absence des muscles droits supérieurs (1).

E..., 14 ans, intelligence passablement formée. Ptosis complet des deux paupières. Tous ses efforts ne parviennent pas à soulever la paupière supérieure de plus de 3 millim. au-dessus de l'inférieure. Si on relève la paupière, on voit que le lobe oculaire est fixe et immobile, déplacé en bas et en avant. Les mouvements latéraux sont très restreints. Le malade n'accuse pas de diplopie, peut-être en raison du peu de développement de ses facultés intellectuelles.

Steinheim ayant eu l'intention de redresser la cornée, pratiqua une incision au niveau de la conjonctive, après avoir disséqué le tissu épiscléral, il put, en passant un crochet mousse, constater l'absence totale du droit supérieur.

Steinheim rapporte d'autres observations où il est incontestable que le ptosis était dû à cette absence congénitale du releveur. On peut nous objecter qu'à défaut d'autopsie, l'absence du muscle n'est pas certaine. Nous ferons remarquer que la ptose est congénitale et que la recherche infructueuse du droit supérieur permet cependant une telle conclusion avec un bien haut degré de probabilité.

A côté de cette double lésion intéressant un muscle de la paupière,

(1) Blepharoptosis congenite und deefect der muscul recti superiores. STEINHEIM, mars, 1877, *Klin. Monats. für Augenheilkron.*, t. XV, p. 98.

et un muscle de l'œil, nous placerons l'unique observation que nous possédions d'un cas d'épicanthus.

L'épicanthus est constitué par un repli semi-lunaire situé à l'angle interne de l'œil et dû à l'aplatissement des os du nez. Voici ce que dit de Wecker dans son traité (1) : « L'épicanthus le plus fréquent est celui où le pli recouvre le grand angle de chaque côté ; il est lié à un développement incomplet en hauteur des os du nez, des sinus frontaux et très probablement à un écartement anormal des cavités orbitaires. Il n'est pas rare de le voir compliqué d'un arrêt de développement du globe oculaire (microphtalmie), d'une chute congénitale de la paupière supérieure, de strabisme et de tumeurs lacrymales. »

C'est assez dire qu'il s'agit là d'une lésion congénitale. Fréquente chez les nouveau-nés, elle devient plus rare chez les adultes. L'observation suivante nous en fournit un bel exemple :

Marie M...., 5 ans 1/2. (1890) Imbécillité.

Mère, nerveuse, impressionnable. Père, bègue, phtisique, bonne conduite. A deux sœurs folles.

Un frère de l'enfant a eu des convulsions.

Pendant sa grossesse, la mère à la suite d'une grande frayeur a eu de la paralysie hystérique.

A sa naissance, l'enfant présentait une hernie ombilicale.

Symptômes méningitiques à trois ans. Elle commence à peine à parler maintenant.

État actuel: Turbulente, elle ne comprend pas, ne mange pas seule, très agitée, ne sait pas s'habiller. Propre. Très peureuse, aussitôt que la nuit arrive. Ne peut s'endormir sans lumière. Aplatissement de la face. Front très étroit. Le nez est très élargi à la base ; double épicanthus plus prononcé à gauche. Larmoiement, blépharite. Pupilles très dilatées, iris bleuâtre. Dentition régulière, les molaires sont cariées, voûte palatine, très ogivale, asymétrie crânienne à dépression du côté droit de l'occiput.

Nous en avons fini avec les lésions de développement directement perceptibles à l'extérieur. Il n'est peut-être pas inutile de nous résumer. Nous avons relaté 3 cas de microphtalmie dont 2 (personnels) accompagnés de cataracte congénitale et de microcéphalie, 3 cas

(1) Vol. I, p. 543.

de cataractes congénitales et un cas de cataracte unilatérale, suite d'irido choroïdite ; un cas d'hétérochromie irienne, un cas de persistance de la membrane papillaire (Schleich), 2 cas d'aniridie, chez des imbéciles, 2 cas d'inégalité pupillaire ; un cas d'absence du releveur de la paupière et du droit supérieur ; un cas d'épicanthus.

Nous ajouterons à ces observations, 4 cas d'asymétrie de position des globes oculaires ; un œil se trouvant en légère exophtalmie sur l'autre, sans qu'il s'agisse bien entendu d'une maladie de l'orbite : cette disposition étant congénitale. C'est encore là un signe de dégénérescence en tout semblable à ces défauts de symétrie que l'on a signalés dans tous les organes doubles.

Le squelette de l'orbite ne peut être apprécié exactement que sur des crânes préparés ; nous n'avons pas les matériaux suffisants pour aborder cette étude ; nul doute, qu'on n'y trouve des inégalités dans les différents diamètres et partout dans le volume de la cavité. Toutefois, nous pourons juger de la région sourcilière par la vue et le toucher ; c'est ainsi que chez certains idiots, elle paraît effacée, aplatie, on en trouve des exemples dans les observations de M. Bourneville et de M. A. Voisin, cette disposition est fréquente surtout chez les hydrocéphales ; d'autres fois elle est saillante par le fait d'une dépression sus-sourcilière.

L'aspect de la physionomie s'en trouve modifié, et le degré plus ou moins grand d'ouverture de la fente palpébrale qui s'y joint, fait paraître l'œil gros ou petit, excavé ou à fleur de tête, rappelant parfois l'œil du Chinois ou du Japonais. Dans l'idiotie pachydermique, grâce au gonflement des paupières, à l'apparence cireuse de la peau, la physionomie du malade a quelque chose de particulier. Qu'il nous suffise de transcrire cette description empruntée à M. Bourneville (1), elle peut servir de type général. « Le visage est hideux, le front et la racine du nez sont couverts de rides ; les sillons naso-labiaux sont très accusés, le nez est camard, très déprimé à sa racine, comme chez la plupart des petits enfants ; sur toute l'étendue de la face, la peau est mate, d'une couleur blanc jaunâtre et bouffie ; cette bouffissure, surtout marquée au niveau des joues qui sont pendantes, des lèvres et des paupières, contribue à accuser les rides et donne à la physionomie un air vieillot, contrastant encore avec l'apparence fine

(1) *Recherches cliniques*, 1886, p. 20, obs. II. Idiotie et crétinisme.

et cireuse de la peau qui est absolument glabre ; les sourcils sont à peine marqués et les cils rares ; les yeux restent constamment à demi fermés, et les paupières sont collées chaque matin, par suite d'une blépharite ciliaire double ». Et à propos d'un autre malade : « Quand il sourit, les yeux se ferment, les paupières s'allongent... »

Nous connaissons maintenant les maladies congénitales qui frappent l'œil de l'idiot et de l'imbécile et dont on peut prendre connaissance par un examen externe ; il nous reste, muni de l'ophtalmoscope, à décrire l'état des membranes profondes.

B. — **Lésions de développement du nerf optique, de la choroïde, de la rétine.**

En traitant de l'historique, nous avons déjà fait remarquer que Fuchs décrivant les cônes situés au bas de la papille et qu'il considère comme un arrêt de développement, attire l'attention sur la possibilité de la coïncidence de cette lésion avec un défaut de développement intellectuel. De même, Schleich rapporte 5 cas de coloboma du nerf optique, ou de la choroïde ou d'altération dans la pigmentation du fond de l'œil. Nous n'avons à citer qu'un cas de colobome maculaire, de nombreux cas de croissants, mais latéraux et plusieurs altérations dans la forme de la papille, dues évidemment à un trouble congénital.

Nous commencerons d'abord par les observations de Schleich.

Observation I. — Jeune fille, microcéphale, 9 ans, cheveux bruns, iris bruns, le globe de l'œil est de coloration sombre. Sur la papille autour de l'origine des vaisseaux se trouve une masse pigmentaire qui le recouvre. L'œil droit est hypermétrope, avec acuité visuelle à peu près normale. L'œil gauche fortement divergent et amblyope.

Observation II. — Jeune homme blond, 34 ans, coloboma pas très étendu à la partie inférieure de la papille qui est normale. Coloboma de la choroïde, sans coloboma concomittant de l'iris.

Observation III. — Persistance de l'artère hyaloïde et formation sur le centre de la papille d'une luette blanchâtre de laquelle partent de fins vaisseaux qui vont dans le corps vitré, mais n'atteignent pas les parties antérieures (œil gauche). Le malade a 21 ans. Diminution de l'acuité visuelle. Fonctionnement normal à droite. Des deux côtés + 2 D.

Observation IV. — Jeune fille de 21 ans, physique et intelligence mal développés. Amblyopie considérable, nystagmus. Des deux côtés coloboma de la gaine du nerf optique. A la place de la papille existe une grande partie claire fortement ectasique ; dans la 1/2 supérieure et sur le bord arrivent quelques vaisseaux rétiniens. L'excavation est rendue irrégulière par des bandes saillantes, le bord est formé par un amas de pigment. En dehors et jusqu'à la région de la macula, on trouve des irrégularités de pigmentation sous forme de bandes claires et sombres. En haut, une bande rouge clair limitée par un amas pigmentaire et qui va se perdre dans la coloration rouge normale de l'œil.

A l'ophtalmoscope, on trouve pour la partie ectasique blanche une myopie considérable 10 D ; pour le fond rouge de l'œil, une H. de 2 à 3 D sur l'œil droit, la partie blanche est trois à quatre fois plus considérable. Elle se dirige en bas vers la choroïde. Ici encore on peut constater une ectasie régulière sur laquelle se dessinent quelques élevures. A la partie supérieure se trouve une excavation assez marquée, ronde, à laquelle aboutissent quelques vaisseaux rétiniens, qui se répandent sur tout le territoire blanc et jusque dans la partie normale de l'œil. La limite du fond rouge normal de l'œil est marquée par un amas pigmentaire irrégulier. La réfraction de la partie ectasique est fortement myopique, celle de la partie rouge fortement hypermétropique. Cette lésion doit être considérée comme un coloboma de la gaine du nerf optique et de la choroïde.

Observation V. — Jeune homme, 20 ans. Strabisme convergent très prononcé.

Amblyopie considérable (6/18) de l'œil qui fixe, (1/60) d'acuité visuelle pour l'œil dévié. Des deux côtés, anomalies du fond de l'œil, sans aucun doute congénitales.

Œil droit ; réfraction hypermétropique. Dans la région du pôle postérieur on trouve au-dessous de la papille, placés, les uns à côté des autres une éminence ronde, blanchâtre, limitée par un bord pigmentaire, et quelques amas de pigment dans le voisinage. Sur cette partie blanche ectasique (— 8 D) courent de fins vaisseaux choroïdiens parallèles entre eux, d'avant en arrière.

A gauche, on trouve une partie semblable, mais plus considérable. A sa partie inférieure existe un croissant atrophique entourant la pupille, un autre plus petit placé en haut et en dehors près de la région de la macula.

La réfraction est la même que celle de l'œil droit. La présence de nombreux vaisseaux choroïdiens sur cette partie ectasique s'oppose à ce qu'on considère cette lésion comme un coloboma de la choroïde, elle peut être expliquée au contraire par une affection inflammatoire de la choroïde pendant la vie fœtale, après occlusion de la fente oculaire.

En somme, sur les 299 yeux qu'il a examinés, Schleich en a trouvé 8 atteints de lésions congénitales, ce qui donne 2,7 p. 0/0. Tous les cas sauf celui de persistance de l'artère hyaloïde, concernaient des individus à microcéphalie prononcée. Comme il existait 13 individus de cette catégorie sur les 156 (soit 8,3 p. 0/0), il en résulte que les idiots microcéphales présentent 30 p. 0/0 de lésions congénitales du fond de l'œil. Nous avons déjà fait remarquer que les lésions congénitales de l'œil se rencontrent dans les cas les plus graves d'idiotie, toutefois les troubles que nous avons signalés, ne sont pas les mêmes que ceux qu'indique l'auteur allemand, affaire de série simplement ; au fond, le fait principal reste le même, d'autant plus que par derrière les cristallins cataractés de nos micropthalmies, il est vraisemblable qu'il se trouve des colobomas qui sont presque de règle et que l'opacité nous a empêché de voir.

Et maintenant, passons en revue nos observations personnelles.

Observation I (personnelle)

Bén..., 6 ans (1890), idiotie, agitation et turbulence. Pas d'épilepsie. Enfant naturel. Mère bien portante. Père?...

La grossesse a été bonne ; à 3 mois l'enfant a de la fièvre, crie, se frappe la tête contre son lit ; la tête grossit tout d'un coup ; elle n'a pas augmenté de volume depuis (Hydrocéphalie aiguë). Regard vague, pupilles dilatées. L'acuité visuelle paraît toutefois assez bonne ; quant aux papilles, à l'image renversée, elles paraissent trois fois plus petites environ que les papilles normales ; elles tranchent nettement par leur pâleur sur le front rouge de l'œil. Aussi croyons-nous qu'il s'agit bien là d'une disposition anormale congnitale. H. + 6 D.

Observation II (personnelle)

Miq..., Marie, 3 ans 1/2 (1888).

Grand-père tabétique; à la suite d'une fièvre typhoïde a perdu la mémoire ; un de ses frères après la même maladie est resté dément ; un second frère dipsomane. Idées fixes.

Père bien portant. Mère nerveuse; son grand-père est mort fou. Un frère neurasthénique avec vertiges fréquents, abuse de l'absinthe.

Antécédents personnels. — Convulsions à deux mois. Ne parle pas, paraît sourde. Regard vague, pupilles très dilatées, ne reconnaît personne, ne sait pas marcher. Oreilles non lobulées, belle dentition, asymétrie crânienne frappante, le côté pariétal droit est beaucoup moins développé que le gauche. Coloboma maculaire à droite. Le pigment choroïdien fait défaut, le reflet bleuâtre de la sclérotique est très net les contours sont limités par une zone pigmentaire. La papille paraît elliptique et allongée dans la direction du coloboma ; les vaisseaux supérieurs et inférieurs sont séparés par le 1/4 de la papille. Il existe un léger croissant ajouté au disque papillaire. A gauche on trouve un croissant analogue. H. + 1 D.

Observation III (De Wecker, t. II, p. 424).

Mlle Blanchet, 12 ans, intelligence obtuse, etc., présente un cas typique de coloboma central, ainsi que du staphylôme postérieur congénital, etc.

Observation IV.

Bra..., 6 ans, 1888. Idiotie. Microcéphalie. Pas d'accès. Grand-père maternel bossu. Mère morte phtisique, éthylique. Père, buveur. Un oncle paternel mort idiot.

Un autre enfant mort en naissant.

Rire niais ; ne sait ni marcher, ni saisir les objets. Ne parle pas (sons gutturaux). Dépression occipitale. Dents crénelées, voûte palatine très ogivale, nystagmus, strabisme interne alternant. H. + 3 D. Les papilles paraissent avoir le 1/3 de leur grandeur habituelle.

A gauche, il existe un léger croissant en haut et en dedans. Regard vague ; la malade semble néanmoins reconnaître l'infirmière qui la soigne.

Observation V

Hen..., idiotie. H + 4 à 5 D, strabisme convergent O. G.

Les papilles très petites sont très congestionnées. Les pupilles se contractent à la lumière. La malade suit les changements de direction imprimés à l'ophtalmoscope.

Dans les 5 observations que nous venons de rapporter, nous trouvons trois cas semblables de papilles extrêmement réduites. Dans deux autres cas, nous avons noté également une diminution de la surface du disque optique, moins considérable toutefois; mais comme il est bien difficile de savoir où finit l'anomalie et où commence l'état normal, nous préférons nous en tenir à ces trois exemples, trop nets pour qu'on ne puisse pas invoquer une disposition anormale. On remarquera que dans les trois cas il existe en somme une perception lumineuse assez nette; étant donné l'état d'idiotie complète des malades, il nous a été impossible de nous mieux renseigner sur l'acuité visuelle. Quant aux deux observations II et III, ce sont deux cas à peu près semblables de colobomas, pouvant être rapprochés de ceux de Schleich, quoique beaucoup moins étendus.

Avant d'aborder l'étude des lésions inflammatoires, il nous faut faire remarquer qu'il est une variété de lésions que nous avons rencontré dans 10 cas: le croissant externe. La plupart des auteurs le regardent comme une lésion acquise, cependant Schnabel, dans un travail datant de 1884, répartit ces coni-externes également en variétés congénitales et acquises; Fuchs de Liège, ne reconnait comme congénitales que les demi-lunes inférieures et considère comme toujours acquis le croissant externe. Quoi qu'il en soit dans 10 cas d'idiotie ou d'imbécillité, nous avons trouvé cette altération sans trace d'autres troubles inflammatoires et sur des yeux atteints de 3-4 D d'hypermétropie. Dans un cas nous avons noté sur l'œil droit un croissant inférieur et sur l'œil gauche un croissant externe (obs. Baudon).

Nous n'avons rencontré ni albinisme, ni rétinite pigmentaire parmi les idiots et les imbéciles des asiles. Toutefois, nous ferons remarquer que tous les malades atteints de cette dernière affection que nous avons pu examiner autrefois dans les différentes cliniques présentaient un développement intellectuel absolument incomplet, et pouvaient rentrer pour la plupart dans la catégorie des débiles, ce qui montre, une fois de plus, qu'il ne faut pas chercher les lésions oculaires chez les idiots, mais bien les troubles de l'intelligence chez les malades atteints d'affections congénitales de l'œil.

CHAPITRE III

Lésions inflammatoires oculaires (A) internes ; (B) externes ; lésions cérébrales (cunéus).

La cécité chez les idiots et les imbéciles. La cécité survenant chez un nouveau-né est-elle une cause d'idiotie ?

Plus d'une fois nous avons déjà dit que la lésion oculaire la plus fréquente chez l'idiot et l'imbécile est en rapport avec le désordre encéphalique. Aussi ne comprenons-nous guère le silence de Schleich sur cette question. Il parle à peine d'un cas d'hydrocéphalie avec amblyopie où les 2 papilles avaient une couleur anormale, les veines étaient dilatées et les artères plus petites ; il n'a pas pu compléter son examen.

Dans deux cas de décoloration papillaire, l'acuité visuelle était normale ; et il ne croit pas que l'on doive regarder comme trace d'une ancienne névro-rétinite ces cas si nombreux (la moitié) où les contours de la papille sont troublés en même temps que les vaisseaux, particulièrement les veines, sont dilatés.

Tout en constatant que la pâleur du disque optique est insuffisante pour porter le diagnostic d'atrophie, tout en étant convaincu que les troubles péripapillaires n'indiquent peut-être pas une ancienne névro-rétinite, nous n'en avons pas moins un certain nombre d'observations personnelles ou étrangères établissant d'une façon non douteuse ce que nous avançons. Nos exemples de cécité par destruction des centres visuels sont empruntés à différents recueils qui relatent les autopsies avec le plus grand soin. Ils ont donc tout le contrôle désirable.

Nous ferons remarquer que presque toujours nous n'avons que ces deux données : cécité et destruction des lobes occipitaux, des bandelettes optiques, etc. Il n'est guère douteux, après ce que nous savons des lois générales de la pathologie, que ces altérations si graves et d'évolution si longue, ne soient accompagnées de réaction du côté de la papille ; sans doute on a rangé dans les amblyopies, ces cécités que rien n'explique extérieurement et que l'autopsie montre, produites par des lésions centrales. Mais si dans un cas d'hémorrhagie, si dans un cas de ramollissement où la mort survient assez rapidement, l'atrophie optique n'a pas le temps de se produire, en est-il de même dans les cas de porencéphalie que nous citerons, où les lésions ont mis des années à évoluer. N'a-t-on pas constaté des atrophies dans certains cas d'hémiopie longtemps après l'apparition de ce trouble visuel. Et n'est-on pas autorisé à conclure que l'on eût trouvé des lésions papillaires dans les cas que nous indiquerons ? Quoi qu'il en soit, puisque les renseignements nous manquent, nous continuerons à les placer dans les amblyopies, bien convaincu toutefois, que l'ophtalmoscope, dans la plupart des cas eût indiqué une lésion. Nous donnerons d'abord les exemples de névrite et d'atrophie que nous avons nous-même observés, persuadé que ce total reste de beaucoup au-dessous de la vérité. Enfin, nous prouverons que la cécité survenue chez le nouveau-né par suite d'une ophtalmie purulente, ne peut entraîner l'idiotie que chez un sujet entaché d'une lourde hérédité.

Observation I. — *Atrophie papillaire.*

Nous ne donnerons pas de nouveau l'observation de la jeune B. (10 ans), que nous avons rapportée à propos de l'*inégalité papillaire;* qu'il nous suffise d'y renvoyer.

Observation II (personnelle)

Cart. Caroline, 5 ans (1890). Idiotie. Gâtisme.

Grand-père paternel, bizarre, mélancolique.

Grand'mère maternelle bien portante.

Un cousin germain a eu une période de délire.

Mère mélancolique et débile.

Père nerveux, se met très facilement en colère.

2 enfants ; un autre intelligent mais bizarre. Ne marche pas seule, ne parle pas ; regard vague, pupilles dilatées. Double atrophie des nerfs optiques.

Observation III (personnelle)

Pars..., Idiotie sans épilepsie. Gâtisme.

Père paralytique général, à Sainte-Anne.

Tante maternelle à Vaucluse.

Mère bien portante (chute pendant la grossesse).

Un autre enfant mort de méningite, 2 autres bien portants.

Dès la naissance, l'œil droit aurait été anormal.

Actuellement ptosis ; et paralysie de tous les muscles innervés par les autres branches du moteur oculaire commun.

La paupière supérieure recouvre complètement le globe oculaire ; en la soulevant, on voit qu'il est immobile, dirigé en dehors et en bas. La pupille dilatée réagit à la lumière. Kératocone très nettement appréciable à la kératoscopie. Atrophie du nerf optique. A gauche, nystagmus, fond d'œil normal. Asymétrie crânienne, aplatissement très notable à gauche. Asymétrie faciale.

Observation IV (personnelle)

Chass...., 22 mois, en 1890. Enfant naturel.

Pendant la grossesse la mère a des faiblesses jusqu'à 7 et 8 fois par jour.

Enfant né à 7 mois. Version. A la naissance, il pesait 520 grammes ; reste 29 jours en couveuse ; gavé pendant 3 semaines. A 10 mois, convulsions. Les fontanelles sont complètement ossifiées.

Pupilles très dilatées, regard vague ; papilles très blanches (atrophie). H + 3 D.

Observation V (personnelle)

Mon..., 4 ans (1890).

Mère violente, inintelligente, morte phtisique. Père inconnu ? Tante morte à la Salpêtrière, aliénée. Père buveur, emporté. Grand'mère ? Grand-père ?

Jusqu'à 7 mois, l'enfant ne présente rien de particulier ; à cette date il est pris de méningite et de convulsions. A 21 mois, la mère en reprenant l'enfant à la nourrice s'aperçoit du volume exagéré de la tête.

Actuellement elle mesure :

Circonférence	57	centim.
Diamètre biauriculaire	37	—
Diamètre antéro-postérieur	38	—

Elle est très déformée, la partie occipitale droite étant de beaucoup plus volumineuse que la gauche. N'a jamais marché.

Pupilles très dilatées, réagissant très paresseusement à la lumière, regard vague, atrophie des nerfs optiques, suite de névrite ; du côté gauche croissant en dedans de la papille M. — 1 D 5. Léger strabisme externe alternant.

Cette observation aurait pu être rangée parmi les suivantes ; il s'agit évidemment d'un cas d'ydrocéphalie avec névrite au début ; toutefois comme l'atrophie est déjà avancée, nous la plaçons ici, elle peut servir de transition.

Faisons remarquer que dans l'observation III, il se trouve plusieurs lésions à la fois ; le ptosis étant évidemment d'ordre paralytique, nous ne pouvions le mentionner parmi les lésions congénitales des muscles de l'œil à côté du cas que nous avons relaté où le releveur et le droit supérieur faisaient défaut.

HYDROCÉPHALIE. *(Névrite optique. Troubles trophiques).*

L'hydrocéphalie produit, dans nos observations deux lésions, la névrite optique et les troubles trophiques. La névrite optique peut se terminer par atrophie, c'est même là sa marche habituelle ; quant aux troubles trophiques, ils apparaissent surtout dans les derniers temps de la vie. Dans le cas de Baxter, l'atrophie n'aurait pas été précédée de névrite ?

OBSERVATION I

X... *(Enfants Malades)*. — Névrite optique double, passant à la phase atrophique. L'atrophie est plus prononcée à gauche. Le côté gauche du crâne est notablement plus développé. La malade ne distingue absolument rien. Idiotie.

OBSERVATION II. — Communiquée par M. DAGUILLON.

T... Hypermétropie. Atrophie de la papille, suite de névrite. Idiotie. Hydrocéphalie.

Observation III. — *Hydrocéphalie chronique avec méningocèle*, par Baxter (*Med. Times and. Gaz.*, 4 mars 1882).

Garçon de 3 ans et trois mois. A l'âge de 6 semaines il eut des convulsions et six semaines après on remarqua que la tête avait augmenté considérablement de volume. A 5 mois, une tumeur molle se développa sur le côté droit du front. A son entrée à l'hôpital, aucun trouble de la motilité ou de la sensibilité. Intelligence retardée.

Atrophie partielle de la papille droite, atrophie commençante de la papille gauche, sans traces d'inflammation antérieure ou récente. Le malade succomba un mois après.

A l'autopsie dans les ventricules cérébraux, il y avait 2 litres et demi de sérosité. Méningite basilaire non tuberculeuse.

Dans le chiasma des nerfs optiques, Walter Edmunds trouva des traces de névrite, fait intéressant qui démontre qu'une atrophie partielle du disque papillaire peut coïncider avec une névrite descendante partielle, qui n'occasionnerait à aucune période de son évolution les lésions ophtalmoscopiques caractéristiques de l'inflammation de la papille.

Observation IV.— *Idiotie consécutive à l'hydrocéphalie.* Bourneville et Leflaive (*Recherches cliniq.*, 1883, p. 115).

Les arcades sourcilières sont tout à fait déprimées, et les yeux semblent excavés surtout en haut, les paupières inférieures sont au contraire saillantes, légère blépharite. Habituellement il existe du strabisme divergent soit à droite, soit à gauche ; on peut cependant arriver à rendre le regard direct. Iris gris bleuâtre.

L'enfant dort les paupières entr'ouvertes, il semble reconnaître les gens du service et sourit à leur approche. Conjonctivite et blépharite double.

23 août. L'œil droit est complètement fondu ; l'œil gauche présente un état louche de la cornée qui permet à peine d'apercevoir la pupille au-dessous ; la cornée est conique et présente un peu à droite et au-dessous de son centre, une ulcération arrondie de 3 millim. de diamètre. La conjonctive est rouge, non seulement par injection vasculaire, mais encore par suite de petites ecchymoses (troubles trophiques). Mort (1).

(1) En outre, dans les n° 17, 23 et 25 du *Progrès médical*, on trouve ces détails complémentaires dans l'observation :

A la naissance, les yeux de l'enfant, dit la mère, n'étaient pas comme ceux des

Observation V. — *Recherches cliniq., etc.*, 1884.

Charme, 11 ans. Epilepsie. Hydrocéphalie. Imbécillité. Mal de Pott dorsal. Méningite cérébro-spinale ascendante. Troubles trophiques oculaires aigus.

Observation VI. — *Recherches cliniques* (1885).

Ham... 13 ans. Hydrocéphalie. Idiotie congénitale. Syphilis vaccinale. Kératite traumatique et fonte purulente de l'œil gauche.

Ainsi, sur ces 6 cas, nous notons deux fois la névrite double, une fois l'atrophie d'emblée ? 3 fois des troubles trophiques de la plus haute gravité. La névrite optique doit s'expliquer, pensons-nous, comme le fait Parinaud, dans sa thèse à propos des névrites dans les cas de méningites aiguës de l'enfance « l'œdème du nerf optique est de même nature que l'œdème cérébral. » Les troubles de la vue sont assez fréquents chez les hydrocéphales, aussi n'est-il pas surprenant que nous ayons rencontré la névrite optique dans les deux seuls cas qui nous soient personnels (1).

Avant d'aborder l'étude des cas de cécité qui relèvent d'un trouble central, nous nous permettrons quelques réflexions. Les lésions qui amènent la perte de la vue sont de nature différente. C'est parfois la formation d'un kyste qui détruit les lobes occipitaux (obs. I, VII, IX) : d'autres fois, c'est l'atrophie cérébrale que l'on observe (V, X, XIII), ou bien la destruction de la substance nerveuse elle-même (XII, XIV), ou de nombreux îlots de sclérose au niveau du cunéus (VIII). La cécité peut aussi être le résultat d'une méningite (II), de la fièvre typhoïde (III).

Dans quelques-unes de nos observations, nous ne pouvons savoir quelle était la cause de la cécité (obs. IV, XVI) ; parfois même, l'observation n'indique pas le trouble de la vue d'une façon très nette (obs. VII, VIII, XV) ; mais la nature des lésions révélées à l'autopsie

autres enfants ; ils étaient presque verticaux (?), enfoncés dans les joues ; il n'y avait pas de strabisme. Au bout de 6 mois, les yeux sont revenus en place.

Comme l'auteur, nous posons une interrogation devant ces détails, mais, quelle que soit la part qu'il faille faire à l'imagination de la mère, nous avons cru bon de les rapporter.

(1) *Dict. encyclopédique des sciences médicales.* Hydrocéphalie.

nous autorise, sinon à l'affirmer, du moins à avancer avec certitude que la perception visuelle devait être fort réduite à moins que toutes les lois de la physiologie n'aient été renversées. Nous ferons de même remarquer, que, s'il était possible chez les idiots de prendre le champ visuel avec la même précision que chez les adultes, on ne manquerait pas de trouver des troubles qui forcément passent inaperçus. C'est ainsi qu'évidemment il devait exister des scotomes dans le champ visuel du malade de l'observation VIII; de l'hémiopie, sinon de la cécité, dans le cas du malade de l'obs. IX.

OBSERVATION I. — Obs. CXIX. AUGUSTE VOISIN, *Leçons cliniques sur les maladies mentales et sur les maladies nerveuses* (1883).

L'enfant ne paraît pas distinguer la lumière de l'obscurité, elle ne connaît pas son père ni sa mère ; a toujours eu du nystagmus depuis sa naissance. Également sourde depuis sa naissance. Convulsions à cinq ou six reprises. Pupilles égales. *Aveugle.*

Autopsie. — *Atrophie* de l'hémisphère gauche qui présente une lésion considérable ; le lobule temporal présente aux lieu et place des circonvolutions une tumeur molle fluctuante, lisse à sa surface, d'un gris blanchâtre, du volume de la moitié d'une pomme d'api. Une incision pratiquée à travers cette membrane qui a un millim. d'épaisseur fait échapper un liquide séreux et met à découvert l'étage inf. du ventricule latéral.

OBSERVATION II. — Obs. CL (*Id.*). *Convulsions dès la première enfance. — Cécité presque complète. — Idiotie. — Mauvais penchants. — Augmentation de volume de la tête coïncidant avec les soins donnés à l'école des idiots de la Salpêtrière.*

Ch..., 29 ans. Notre malade a eu des convulsions dans sa première enfance, convulsions qui ont amené une cécité presque complète et idiotie consécutive. Élève des jeunes aveugles où elle s'est éprise de plusieurs de ses maîtresses et où elle masturbait ses camarades. Nystagmus fréquent des deux yeux. La malade dit distinguer le jour des deux yeux, mais ne reconnaît aucun objet.

Observation III. — Obs. CLVIII (*Id.*). *Surdi-mutité et cécité survenues à l'âge de six ans. — Arrêt de l'intelligence.*

La nommée G... (Zoé), âgée de 39 ans, née à Bayeux (Calvados), entre à la Salpêtrière, le 27 avril 1876.

Jusqu'à l'âge de six ans notre malade se développait bien. A cet âge elle eût la fièvre typhoïde à la suite de laquelle elle devint sourde-muette et perdit progressivement la vue. Elle est restée à l'institution des sourds-muets jusqu'à 12 ans ; elle criait continuellement. La malade fait souvent un petit cri quand on la mécontente ou qu'on la dérange. On la voit faire souvent des mouvements des mains comme pour chasser quelque chose devant elle. Les pupilles sont inégales, la droite plus large ; léger strabisme interne de l'œil droit, etc.

Un cri très fort poussé dans ses oreilles, une lumière passée devant ses yeux, ne paraissent déterminer aucune impression.

Observation IV. — Finc..., 15 ans, sans profession. Cécité congénitale. Débilité mentale. Perversité des instincts. *Recherches cliniq. et thérapeut.*, 1880, Bourneville, etc.

Observation V. — Caze, 2 ans 1/2. Idiotie complète. Cécité depuis les premières convulsions. Atrophie du lobe occipital à droite.

Observation VI. — Obs. CXL. Auguste Voisin. *Scrofule de la mère. — Mal de Pott. — Déformation de la colonne vertébrale et paralysie consécutive. — Cécité et surdité. — Idiotie.*

C..., 14 ans. Pas d'hérédité morbide. La mère porte une solution de continuité congénitale de la voûte palatine.

État actuel. — Cécité absolue de l'œil droit atteint de strabisme interne. Vision nette à gauche. Ouïe abolie à droite. Le goût et l'odorat sont intacts. La sensibilité est obtuse par places. La parole est un peu nasonnée. L'intelligence est faible ; sait cependant un peu lire et compter, sait où elle se trouve, demande pour ses besoins. La malade meurt subitement le 1er janvier 1870.

Autopsie. — La moelle au niveau de la courbure normale du rachis présente une dépression à sa partie postérieure, avec un épaississement des méninges, et un tissu blanchâtre et nodulé d'aspect tuberculeux. La face supérieure du cerveau est saine ; les méninges s'enlèvent facilement. La protubérance est complètement déformée et présente des saillies et des dépressions rappelant d'autant plus celles des lobes cérébelleux qu'elles présentent aussi une teinte grisâtre. La partie droite de la protubérance est notablement plus volumineuse que la gauche, il en est de même du pédoncule cérébral droit. A droite, le trijumeau naît à 18 millim. du sillon médian, à gauche à 14 millim.

Plusieurs examens histologiques me montrent dans les diverses parties qui présentent des dépressions, une atrophie notable du tissu nerveux.

OBSERVATION VII. — Obs. CLXI. *Méningo-encéphalite. — Idiotie. — Absence de la parole. — Autopsie. — Transformation de l'hémisphère gauche en un kyste.*

Victor V... Un peu de strabisme convergent. L'enfant paraît voir, goûter, entendre ; mais il ne parle pas, il ne fait que crier. Il gâte. Il succombe à la tuberculose le 21 juillet 1866.

Autopsie. — L'hémisphère gauche présente une poche fluctuante transparente, qui occupe à peu près toute sa longueur. Le liquide qu'elle contient est clair et d'une quantité d'environ 200 grammes. Cette poche adhère à la dure-mère au moyen de filaments lâches et faciles à déchirer ; incisée, elle laisse voir en bas le corps strié, le plexus choroïde, la couche optique et en dedans le corps calleux qui donne au doigt la sensation d'un corps fibreux. De cette disposition il résulte que la masse cérébrale correspondante à la partie supérieure du ventricule manque complètement. L'hémisphère droit est normal.

OBSERVATION VIII. — *Recherches cliniq. et thérapeut.*, 1881, p. 11. — Obs. XI. *Idiotie congénitale.* Vers la sixième semaine on commença à s'apercevoir qu'il n'était pas ordinaire et qu'il avait déjà quelques convulsions internes, limitées aux yeux. Il était impossible de fixer et même d'attirer son attention ; l'enfant restait distrait, le regard vague, et ne répondait ni aux soins ni aux caresses.

Autopsie. — Hémisphères cérébraux. A leur surface se montrent en saillies de nombreux îlots de sclérose tubéreuse remarquables par leur aspect lisse et uni, et leur teinte blanche, etc.

Hémisphère gauche. Les îlots sont distribués de la manière suivante :

Noyau volumineux sur la face convexe du lobe occipital, un sur le lobe pariétal supérieur, etc.

Hémisphère droit. Ilot assez gros sur l'extrémité postérieure de la première temporo-sphénoïdale, un autre sur la deuxième, un dernier sur la corne occipitale.

OBSERVATION IX. — *Recherches cliniq.*, 1885. Renar..., 5 ans. Idiotie congénitale complète. Destruction complète des lobes temporaux remplacés par un pseudo-kyste. Un autre sur F^1 et F^3. Atrophie de l'hémisphère gauche et du nerf olfactif droit et de la bandelette optique du même côté.

OBSERVATION X. — Gra..., 1886, 13 ans. Atrophie avec sclérose du lobe occipital droit.

OBSERVATION XI. — Dubill..., 15 ans.— Idiotie complète. Cécité. Hypertrophie du ventricule gauche. Aspect gélatiniforme du cerveau et du cervelet.

OBSERVATION XII. — *Idiotie complète symptomatique d'une atrophie cérébrale double.*

L'enfant n'a jamais ri, et à partir du 3e jour de la naissance; à 3-4 mois il eut mal aux yeux, et à partir du 2e mois de l'eczéma impétigineux du cuir chevelu, de la face, des mains et des aisselles

Les yeux habituellement fermés sont peu enfoncés; l'iris est brun, les cils sont longs, noirs ; blépharo-conjonctivite : strabisme divergent un peu plus marqué à gauche.

L'ouïe parait normale, les autres sens n'ont pu être examinés d'une façon sérieuse. Destruction plus ou moins complète d'une partie des lobes temporaux et occipitaux, des lobules pariétaux inférieurs et des lobules de l'insula, atrophie de la bandelette optique droite.

OBSERVATION XIII. — OTTO. *Ein Fall von Porencephalie mit Idiotie and angeborner spasticher Gliederstarre. Archiv. fur Psychiatrie und nervern.* Band XV, Heft I, p. 215, 1886.

Jeune idiot vivant d'une apathie profonde et ne reconnaissant personne ne manifeste aucun désir ; on devait le nourrir. Atrophie considérable dans les deux hémisphères.

Haab rapporte deux cas d'hémiopie dont l'un observé par Huguenin. Il s'agit dans un cas d'une petite fille frappée d'affaiblissement intellectuel, avec névrite et *hémiopie* (1).

Observation XIV. — Obs. LXII d'Audry, Turner (thèse citée par Cotard. Julie X..., 22 ans. Début à 7 ans,

Cécité. — Intelligence un peu obtuse. Epilepsie. Hémiplégie gauche avec atrophie et contracture. Mort par phtisie.

Autopsie. — Traces d'hémorrhagie méningée à droite (coloration gris rougeâtre de la dure-mère). Au-dessous de ce point destruction considérable, en haut et en bas du lobe moyen et des parties voisines. Tractus celluleux dans l'excavation. Certain degré d'induration au niveau du lobe antérieur. Atrophie descendante du pédoncule, de la protubérance et de la moelle.

Nous allons rapporter deux observations de lésions des lobes occipitaux, où très vraisemblablement on devait rencontrer des troubles visuels. Nous regrettons le laconisme des auteurs. Dans une troisième observation la cause de la cécité n'est pas indiquée.

Observation XV. — König. *Encéphale*, p. 746. Cerveau d'un garçon de 11 ans. Développement incomplet des lobes temporaux et occipitaux. Enfant idiot, n'a jamais appris à parler ni à marcher. Ventricules latéraux dilatés.

Observation XVI. — Bourneville. *Revue cliniq. et thérapeut.*, 1880, p. 37. Tricht.., 4 ans. Idiotie. Cécité.

Quelle est la cause de la cécité ?

Observation XVII. — *Demonstration einer Missbildung des Gehirns.* Binswanger (2).

Idiote morte à l'âge de 11 ans. Elle n'avait jamais pu apprendre à parler. La vue et l'ouïe paraissaient rudimentaires, etc.

Développement incomplet de la portion supérieure du lobe pariétal ;

(1) Ueber Cortex-Hemianopie, par O. Haab, de Zurich (*Klin. Monats, für Augenheil.*, mai 1882).

(2) *Berlin. Klin. Woch.*, n° 21, p. 301, 23 mai.

absence de lobe paracentral gauche; développement imparfait à droite; les circonvolutions de la région postérieure du cerveau offrent aussi les plus grandes anomalies des deux côtés.

OBSERVATION XVIII. — CALMEIL. *Maladies inflammatoires du cerveau* (1).

Accès convulsif avec coma vers le déclin de la rougeole. Au sortir du coma, l'enfant est sourd, muet et aveugle. L'ouïe se rétablit après quinze jours, il apprend à prononcer quelques mots après une année. Il resta aveugle, devint épileptique et hémiplégique à droite. Imbécillité prononcée. Mort après des années. Crâne petit; œdème de la pie-mère; l'hémisphère cérébral gauche plus petit que le droit; surtout le lobe occipital gauche considérablement atrophié et sclérosé, beaucoup plus que les autres lobes gauches; lobe occipital droit, atrophié également et sclérosé par endroits. Les nerfs optiques sclérosés probablement d'une manière secondaire, la lésion primitive étant évidemment celle des hémisphères.

Ne pouvons-nous pas là encore répéter ce que nous avons déjà dit, que l'ophtalmoscope eût permis évidemment de constater une lésion papillaire, l'atrophie sans aucun doute, si l'on avait eu soin de pratiquer l'examen du fond de l'œil ?

Mais la découverte d'Helmholtz date de 1851, et pour cette fois nous ne serons pas trop exigeant.

Ce cas montre bien que l'atrophie, la sclérose des lobes occipitaux s'accompagne de troubles de la vue et nous autorise à avancer que là où nous avons constaté ces lésions, là aussi devaient exister des lacunes dans le champ visuel. D'ailleurs Nuel (2), écrit dans son remarquable article : Amblyopies et amauroses : « Nous ne pouvons admettre qu'avec de grandes réserves les observations de lésions occipitales sans troubles visuels, car des scotomes symétriques échappent assez facilement à l'observation ». Cette parole d'un savant si compétent, suffit à nous justifier.

Avant de quitter cette question de la cécité par lésion centrale, résumons brièvement deux cas de Stood (3).

(1) Paris, 1859, II, p. 411.
(2) DE WECKER, 3e volume, p. 606.
(3) *Klin. Monats. f. Augenheilk.*, juillet, 1884.

Il s'agit de deux enfants, l'un de 4 mois, l'autre de 7 mois, chez lesquels il n'existait autant qu'on put en juger aucune perception visuelle. Les crânes étaient déformés chez tous deux; et à l'ophtalmoscope on découvrit chez l'un une atrophie papillaire double; chez l'autre on ne distingua rien d'anormal dans le fond de l'œil.

L'auteur pense qu'il existe une relation entre cette cécité congénitale et un arrêt de développement de la partie postérieure de la boîte crânienne. Souvent chez des idiots au regard vague à la pupille dilatée, nous avons noté un aplatissement de la région occipitale, n'est-ce point le cas de se demander avec Stood s'il n'existe pas en même temps un arrêt de développement dans les centres visuels que les travaux de Goltz et de Munk ont localisé à cet endroit?

Il nous reste maintenant à examiner quelques cas de cécité par lésions externes de l'œil. Le plus souvent c'est l'ophtalmie purulente des nouveau-nés qui amène la fonte de l'organe; d'autres fois c'est une ophtalmie scrofuleuse ou développée dans le cours d'une fièvre typhoïde, d'une variole, etc... Les cas de cette catégorie pourraient être plus nombreux si nous avions eu le temps de visiter les asiles d'aveugles où nous aurions pu rassembler plus d'une observation.

Mais ce qui nous a frappé, c'est la lourde hérédité qui pèse sur les deux malades qu'il nous a été donné d'observer. Aussi ne pouvons-nous croire que c'est la seule perte d'un sens qui entraîne l'idiotie comme l'écrit M. Aug. Voisin dans ses *Leçons cliniques sur les maladies mentales* (1): « Avant d'aborder cette classe (Maladies de l'enfance autres que cérébrales), je dois dire que j'y comprends l'idiotie qui a pour cause des lésions des sens survenant dans la première enfance et entraînant l'absence de connaissances par suite de l'absence ou de l'imperfection des sensations. Ces lésions des sens sont, du reste, le plus souvent consécutives à une maladie locale ou générale comme la scrofule et rentrent bien par conséquent dans le cadre des maladies de l'enfance autres que cérébrales ». D'abord l'absence ou l'imperfection des sensations qui résulte de la perte d'un sens peut être suppléé par l'éducation d'un autre sens; n'est-ce pas ce que nous voyons tous les jours chez les aveugles et les sourds-muets?

(1) Page 369.

Ensuite les maladies infectieuses ont un retentissement si fréquent sur les centres nerveux qu'il n'est pas surprenant que ces derniers soient atteints en même temps que l'organe de la vision. Que ce soit l'hérédité ou la maladie infectieuse qui altère la cellule cérébrale, il est nécessaire qu'elle soit atteinte dans sa vitalité pour qu'il y ait *idiotie*. La perte seule d'un sens, même de la vue, ne peut amener un aussi grave désordre.

Qu'on lise plutôt les observations suivantes :

Observation I (personnelle)

Laur..., Louise, 9 ans (1888). Mère, a le facies d'une paralytique générale. Père intelligent, a un frère épileptique. Sa mère est morte à 30 ans à la suite de couches. Son père est interné à Charenton.

Père : viveur, alcoolique, affection cardiaque de nature rhumatismale. Plus âgé de 22 ans que la mère. Un de ses cousins germains paternel est mort à Villejuif épileptique et gâteux. Père, bonne santé, mort à 76 ans. Mère morte à 33 ans d'une maladie de cœur.

Une fille morte à 4 mois de convulsions. Un garçon mort à 11 jours.

La mère a eu de grands chagrins pendant sa grossesse.

A trois mois, ophtalmie purulente, cécité complète. A deux ans, troisième dent, convulsions. A chaque dent, convulsion. Depuis le mois de juillet 1887 n'a plus eu de convulsions. Jusqu'à 4 ans, tout en disant peu de choses, elle a causé mieux qu'elle ne fait maintenant où elle parle à peine.

Depuis 3 ans, elle est méchante, griffe, mord, frappe, trépigne.

Ne mange, ni ne boit par elle-même, ne s'habille pas seule. Aime la musique, la retient bien.

État des yeux. — Phtisie du globe oculaire gauche.

Œil droit : volumineux, rappelle les yeux atteints d'hydrophtalmie congénitale. Sclérotique bleuâtre par suite de l'amincissement qui a amené la distension, taie à la partie inférieure de la cornée ; impossibilité d'éclairer le fond de l'œil. La malade agite constamment les mains devant son œil, nystagmus.

Observation II (personnelle)

Marguerite M..., 6 ans (1886). Idiotie. Mère, très nerveuse, pas d'attaques, a peur des Arabes, père mort de fièvre en Algérie ; mère, rien.

Père : congestion cérébrale, à la suite d'un coup de soleil. Entré à Charenton, paralysie générale avec idées de grandeur, ancien élève en pharmacie, commerçant de plantes médicinales en Algérie. Père, mort à 46 ans de phtisie (absinthe et alcool).

Un enfant mort à 7 mois de convulsions.

Pendant sa grossesse, la mère à peur des Arabes ; elle habitait Blidah. L'enfant est né à 8 mois, à 3 jours, ophtalmie purulente qui l'a rendue aveugle. Marche très tard, à deux ans. Dents à 4 mois. N'a jamais eu de convulsions, terreurs nocturnes.

Prononce quelques mots, secoue la tête et la penche en avant ; agite souvent les mains au-devant des yeux. Tête petite.

Circonférence : 45 cent. 1/2. Bipariétal, 25 cent. Occipital frontal, 27 cent 1/2.

La bosse frontale gauche est plus saillante que la droite.

Les deux yeux sont petits, atrophiés ; au centre de la cornée on aperçoit deux taies encore ulcérées.

OBSERVATION III (AUGUSTE VOISIN. Obs. CXXIV).

Idiotie constatée à 3 ans. L'œil droit est détruit depuis l'âge de six semaines à la suite d'une affection qui a atteint en même temps l'œil gauche. La pupille de ce dernier occupe le bord inférieur de la cornée transparente et en ce point l'iris semble ne point exister.

Il s'agit, croyons-nous, d'un enclavement de l'iris et non d'un coloboma.

OBSERVATION IV (AUG. VOISIN. Obs. CLVII). — *Affection des deux yeux suivie de cécité à peu près complète à sept ans. Arrêt de l'intelligence.*

M..., âgée de 19 ans, entre dans mon service le 9 avril 1874. La mère est morte phtisique. Le père ne s'est jamais occupé suffisamment de ses enfants ; quinze frères et sœurs, la plupart morts tout jeunes de diarrhée ou de la poitrine. La malade a été très intelligente jusqu'à l'âge de 7 ans. A cet âge, maladie des deux yeux qui a duré tout un hiver et qui a laissé des altérations incurables avec demi-cécité. Depuis, l'intelligence ne s'est plus développée. Tranquille, répond à un certain nombre de questions sans hésiter. La parole est facile ; la mémoire manque souvent, elle ne sait pas combien font 32 et 5, elle peut additionner un certain nombre de chiffres. Sait lir c plusiurs lettres, mais pas les syllabes. Oreilles bien faites. Front bas, blépharite ciliaire chronique à droite. Strabisme interne de l'œil gauche, qui présente un leucome et un staphylôme. C'est encore de cet œil qu'elle voit le mieux.

Le nez est croûteux, lèvre supérieure forte ; dents bien placées, voûte palatine normale.

Observation V (Aug. Voisin, obs. CLXXIII). — *Arrêt de développement de l'intelligence sans cause appréciable. Aggravation de son état par des maladies aiguës de l'enfance et par une cécité absolue.*

La nommée B... (Blanche), 19 ans.

Vers l'âge de 2 ans, on s'est aperçu que l'enfant n'était pas intelligente, quoiqu'elle eût tous les sens normaux ; elle ne répondait pas quand on lui parlait, ne s'occupait pas comme les autres enfants. Depuis, à partir de l'âge de cinq ans, elle a eu successivement la chorée, la variole, la fièvre typhoïde, puis une ophtalmie qui l'a laissée aveugle. L'intelligence est naturellement restée rudimentaire.

Etat actuel. — Conjonctivite et blépharite chroniques. La vue est totalement abolie. L'enfant pleure continuellement et pour le plus léger motif, croyant qu'on va lui faire du mal.

Ainsi dans les deux observations de M. Aug. Voisin, nous trouvons (obs. IV), que parmi quinze enfants, la plupart sont morts, que le père ne s'est jamais occupé de ses enfants ? et, (obs. V) que la malade a eu la chorée, la variole, la fièvre typhoïde. C'est plus qu'il n'en faut pour montrer la dégénérescence chez ces deux sujets.

Nous aurons terminé l'énumération des lésions inflammatoires qui frappent l'œil de l'idiot et de l'imbécile, quand nous aurons dit que dans 30 cas sur 160, nous avons trouvé des taies de la cornée (1), taies plus ou moins grandes, plus ou moins profondes auxquelles d'ailleurs nous n'attachons pas grande importance. Les idiots, pour les mêmes causes que tout le monde, se trouvent exposés aux kératites, ils y sont même plus sujets que d'autres en raison de leur misère physiologique. En signalant cette dernière altération, nous n'avons pour but

(1) En dehors de trois cas de kératite parenchymateuse, nous n'avons pas trouvé d'autres lésions de nature syphilitique.

que d'indiquer une autre cause d'infériorité de la vision, nous aurons d'ailleurs occasion d'y revenir.

Si nous résumons en quelques mots le chapitre précédent, nous trouvons rapportés 21 cas de cécité par causes diverses, 10 cas où l'acuité visuelle est très diminuée par le fait d'une névrite ou d'une atrophie, 30 cas de leucomes, taies, albugos, ce qui suffit à nous montrer déjà que la vision, chez un certain nombre d'idiots, dont la proportion est difficile à déterminer, doit être défectueuse. Il est malaisé disons-nous, de savoir le tant pour cent de ces troubles, puisque nous avons collectionné, dans la littérature médicale, tous les cas épars. Ce que nous pouvons avancer, d'après nos observations personnelles, c'est que les lésions du fond de l'œil se produisent dans la proportion de 15 0/0; les lésions du développement, résumées dans le chapitre précédent, dans la proportion de 5 0/0; et les lésions externes (taies, etc.) dans 30 0/0 des cas, nos examens ayant porté sur 160 idiots ou imbéciles.

CHAPITRE IV

Strabisme. — Nystagmus. Réfraction. Hypermétropie. Myopie. Astigmatisme.— Acuité visuelle. Chromatopsie. Champ visuel.

De toutes les lésions que l'on rencontre chez les idiots et les imbéciles, la plus fréquente est assurément le strabisme. Cette remarque d'ailleurs n'est pas nouvelle, nous en avons trouvé des exemples dans les observations d'Esquirol, Belhomme, etc. Mais les degrés de strabisme sont variables et si la plupart des observateurs sont frappés par une forte déviation (40-50°), ils ne remarquent guère les faibles degrés (10°) et les insuffisances musculaires. Or, si l'on tient compte de toutes ces déviations on arrive à ce résultat que très peu d'idiots et d'imbéciles doivent jouir de la vision binoculaire, très peu en effet possèdent le privilège de faire converger leurs axes optiques vers un même point. Schleich constate que les anomalies des muscles sont très fréquentes (10 0/0). Dans un cas il a observé un ptosis congénital, il n'a pas vu d'autres paralysies musculaires. Ses remarques concernent donc le strabisme concomitant.

Quelle est la cause d'une anomalie si commune ? L'étiologie du strabisme chez les idiots pourrait-elle éclairer l'étiologie si obscure du strabisme en général ? (1) Quelles explications n'en a-t-on pas donné en effet ? Depuis l'importance ridicule attachée par certains auteurs à la position du berceau qui oblige le nouveau-né, pour chercher la lumière, à regarder obliquement du seul côté où elle vient ; depuis la théorie de l'amblyopie et de l'incongruence de la rétine nous avons les données physiques de Donders qui nous montrent le strabisme convergent lié le plus souvent à l'hypermétropie, et le strabisme divergent à la myopie. Outre que cette loi n'est pas sans exception, nous demandons pourquoi le plus grand nombre des hypermétropes ou des myopes n'est pas atteint de strabisme ?

(1) Voir PANAS. *Leçons sur le strabisme.*

Il nous faut donc chercher ailleurs la véritable cause de l'affection. Nous attirons d'abord l'attention sur ce point que 9 sur 10 des idiots ou imbéciles strabiques ont eu des convulsions. Le fait n'est pas nouveau, et cette coïncidence a été remarquée par certains auteurs. Le plus souvent le strabisme est donc le reliquat d'un trouble de l'innervation centrale qui se manifeste par des mouvements convulsifs passagers des membres et par une déviation permanente du côté de l'œil. Nous objectera-t-on que dans ces cas l'on devrait surtout rencontrer le strabisme paralytique, nous ferons remarquer que la thèse récente de de Paula (1), montre bien que la différence entre l'une et l'autre variété n'est pas si grande qu'on le croit communément. Cet auteur rapporte à 5 chefs différents les troubles musculaires dont il a observé les effets : anomalie d'insertion des muscles, anomalie de développement des muscles, atrophie tendineuse, atrophie musculaire par distension du globe ; parésie et paralysies congénitales ou acquises. Nous regrettons qu'aucune mention ne soit faite de l'hérédité nerveuse chez les sujets dont de Paula rapporte les observations ; mais notre ferme conviction, c'est que trois de ces causes au moins doivent être subordonnées à une seule : l'innervation défectueuse. La parésie et la paralysie musculaire, les anomalies de développement des muscles n'en sont que la conséquence, et nous ne ferions guère d'exception que pour les insertions vicieuses congénitales (et encore !) de même que pour l'atrophie musculaire par distention du globe. Ces deux dernières catégories d'ailleurs ne contiennent que quelques rares exceptions.

L'innervation vicieuse telle est la cause du strabisme si fréquent chez les idiots et les imbéciles comme le démontrent les convulsions dont la plus grande partie des malades sont atteints souvent dès leur première année. Ce qui le prouve encore, c'est le fait de la guérison spontanée dans quelques cas. Dans trois observations (prises il y a 4 ans), nous avons trouvé mentionné la déviation oculaire ; actuellement les malades n'en présentent plus trace. Notre ami Sollier a par devers lui plusieurs observations où chez des idiots, il a assisté à la guérison du strabisme.

Reste maintenant la question à savoir si le strabisme chez l'adulte

(1) De PAULA. *Des troubles musculaires du strabisme concomitant*. Paris, 22 juillet 1890.

reconnait la même cause ? Pourquoi existerait-il deux lois différentes ? D'ailleurs 40 malades interrogés à cet effet par nous dans les différentes cliniques nous ont toujours accusé les antécédents nerveux les plus nets : *convulsions* le plus souvent, stigmates physiques ou psychiques personnels ou héréditaires de la dégénérescence dont le strabisme, il faut bien le dire, doit être considéré comme l'un des signes physiques.

Rien ne démontre mieux cette vérité, que la proportion considérable de strabiques au dernier degré de l'échelle de la dégénérescence dont les symptômes peuvent s'atténuer au sommet chez les dégénérés supérieurs mais, où le strabisme n'en est pas moins l'indice d'une tare héréditaire (1).

Voilà les réflexions générales que l'observation de nos malades nous a suggérées. Entrons maintenant dans le détail des faits. Pouvons-nous dire exactement quelle est la proportion d'idiots et d'imbéciles atteints de strabisme ? Il nous semble difficile d'établir ce pourcentage. Ainsi dans les 50 observations rassemblées par M. A. Voisin, nous trouvons 11 idiots strabiques, ce qui donne 24 p. 0/0. Mme Alice Sollier, dans sa thèse où l'on rencontre 100 observations prises comme elle le dit « au hasard de la clinique » ne mentionne que 6 fois le strabisme, ce qui ne donne plus qu'une moyenne de 6 p. 0/0. Schleich, nous l'avons vu, indique la proportion de 10 0/0. Or, nous le répétons, si l'on tient compte des faibles degrés de strabisme et de l'insuffisance musculaire, la plus grande partie de nos malades présente ces anomalies et notre moyenne doit être considérée comme de beaucoup plus élevée que les chiffres précédents.

Pour fréquent que soit le strabisme chez les imbéciles, nous devons ajouter qu'il est plus fréquent chez les idiots. C'est ainsi que sur 50 idiots du premier degré, gâteux, réduits à la vie purement végétative, nous trouvons 20 strabismes d'un degré élevé, tandis que sur 50 imbéciles nous n'en rencontrons plus que 15.

Quant aux différentes variétés de strabisme, un relevé de 43 cas nous donne les résultats suivants :

L'œil droit est atteint 17 fois.

10 fois le strabisme est convergent.

7 fois — — divergent.

(1) Voir Congrès d'ophtalmologie, 1889. Dr VALUDE. *Congrès de Berlin*, 1890.

L'œil gauche est atteint 14 fois.

13 fois........ .... convergent.

1 fois.................................. divergent.

Le strabisme alternant se rencontre dans 12 cas.

10 fois il est convergent.

2 fois il est divergent.

Le strabisme convergent existe donc dans une proportion de beaucoup plus élevée que toutes les autres variétés (76,7 0/0).

De son côté, Schleich a constaté dans 10 cas de strabisme, 6 cas avec convergence, 4 cas avec divergence, plus un cas de strabisme alternant avec hypermétropie des deux côtés, bonne acuité visuelle, et rien de particulier à l'examen ophtalmoscopique. Dans les autres cas de strabisme convergent, il existait une diminution plus ou moins considérable de l'acuité visuelle. Des 4 cas de strabisme divergent, l'un seulement était myope (— 10 D.) avec chorio-rétinite centrale ; les autres étaient tous hypermétropes. Schleich n'a pas rencontré de strabisme paralytique, nous en avons *une* observation dont voici le résumé :

Ech..., 9 ans 1/2. Imbécillité.

Père mort phtisique, alcoolique. Père asthmatique. Mère, tremblement sénile de la tête. Mère, bien portante, convulsions à l'âge de 15 mois ; rachitisme.

A 7 mois de grossesse, la mère est tombée de voiture. A la dentition (14 mois) l'enfant a eu des convulsions. A la suite d'une fièvre subite, le bras et la jambe sont restés paralysés (paralysie infantile). Les membres sont flasques au début, puis pris plus tard de contracture, et de mouvements athétosiques qui ont été en augmentant ; ces mouvements cessent pendant le sommeil. Arrêt du développement du membre supérieur gauche. Asymétrie faciale. L'œil droit est en strabisme externe, la face déviée et contournée à gauche. Joue droite moins saillante, voûte palatine, ogivale, dents bien plantées. Oreilles petites, ourlées, non lobulées. Asymétrie crânienne.

Il est impossible à la malade de ramener l'œil droit en dedans (strabisme paralytique). Il existe parfois des mouvements saccadés des yeux rappelant le nystagmus Amblyopie de l'œil droit ; l'examen ophtalmoscopique ne révèle aucune lésion. M — 2 D.

Schleich a noté 5 cas de nystagmus horizontal et rotatoire. Dans un cas l'acuité visuelle était normale des deux côtés ; dans un autre il existait un strabisme convergent avec amblyopie unilatérale ; une fois, des deux côtés, leucomes cornéens avec amblyopie considérable ; une autre fois, persistance *d'un côté*, de l'artère hyaloïde, et enfin, chez un microcéphale, coexistence d'un coloboma du nerf optique.

Quant à nous, nous avons trouvé le nystagmus dans 10 cas. Deux fois il n'existait aucun trouble extérieur ou appréciable à l'ophtalmoscope ; en voici les observations résumées.

Observation I (personnelle)

Vilm..., Marguerite, 13 ans (1888). Père, buveur. Convulsions dans le bas âge. Nystagmus après la première attaque. Epilepsie et idiotie. Asymétrie crânienne prononcée. Hyper. + 2 D.

Observation II (personnelle)

Mai...., Gabrielle. Mère débile, violente, grands chagrins pendant la grossesse de l'enfant, reste sans connaissance, étendue sur le sol pendant une nuit.

Antécédents personnels. — Convulsions à 15 mois. Belle dentition. Idiotie et épilepsie, strabisme convergent alternant, Hyper. + 3 D. Rien d'anormal au fond de l'œil. Nystagmus.

Pour ce qui est des autres cas nous les avons cités chemin faisant et ne pouvons que les rappeler : Deux fois le nystagmus se joint à la microphtalmie (obs. I et II, p. 21 et 22).

Dans un cas de Young, on trouve en même temps une absence de l'iris (obs., page 27).

Dans une observation personnelle (p. 40), nous rencontrons un nystagmus unilatéral avec ptosis paralytique du côté opposé.

Dans deux cas de M. A. Voisin (p. 44), il y a cécité avec atrophie de l'hémisphère gauche, dans un cas, et cécité presque complète, dans l'autre, à la suite de convulsions.

Enfin les deux dernières observations de nystagmus (p. 51 et 52) se rapportent à deux cas de cécité à la suite d'ophtalmie purulente.

Le nystagmus chez les idiots et les imbéciles est donc de beaucoup plus rare que le strabisme ; et si l'on se reporte aux cas que nous venons de citer on constate qu'il se rencontre dans les cas graves d'idiotie, conjointement avec d'autres lésions oculaires. Quelles que soient les nombreuses théories proposées pour l'explication de ce phénomène pathologique, nous croyons que, comme pour le strabisme, il faut admettre une innervation défectueuse, indice certain de dégénérescence. Inutile de faire remarquer la lourde hérédité nerveuse dont sont entachés tous les malades sujets de nos observations. Nous ajouterons seulement que, dans les cas habituels, si l'on recherche la tare héréditaire, on ne peut manquer de la rencontrer. Nystagmus et strabisme sont au même titre deux stigmates de dégénérescence, le premier semble toutefois comporter une gravité plus grande que le second.

Abordons maintenant la question de la réfraction.

Le fait de l'hypermétropie générale chez l'idiot et l'imbécile ne manque pas que de frapper vivement l'observateur. Nos examens qui ont porté sur 160 idiots et imbéciles ne nous ont permis de rencontrer que cinq myopes (un seul cas chez une idiote n'ayant pas fréquenté l'école) (p. 49). Les 4 autres cas se rapportent à des imbéciles ayant appris plus ou moins à lire et à écrire.

A part 3 cas où nous avons trouvé 6 D. d'hypermétropie, c'est entre 2 D. et 4 D. que se placent tous les malades ; le plus grand nombre a 3 D. d'hypermétropie (Tous nos examens, nous le répétons, ont été faits après atropinisation par la kératoscopie). Ce sont à peu de choses près les mêmes constatations qu'a faites Schleich.

Sur 299 yeux examinés, il a trouvé 17 myopes (5,7 0/0) tous les autres étaient emmétropes ou hypermétropes.

Emmétropes ou peu hypermétropes, 62.. (20,7 0/0).
Hypermétropes de 2 D. 89, soit. .... (30 0/0).
Hypermétropes de 4 D. 107 » .... (36 0/0).
Hypermétropes de 6 D. 22 » .... (7,4 0/0).
Hypermétropes de 8 D. 2 » .... (0,7 0/0).

Des 17 cas de myopie, 11 coïncidaient avec des troubles de la cornée ou de la choroïde qu'on pouvait considérer comme la cause de la myopie ; 3 individus seulement ne présentaient aucune lésion, deux étaient faiblement myopes (— 2 D. et — 4 D.) et l'autre âgé de 45 ans, avait — 10 D. Schleich ajoute que l'école joue un grand rôle dans le développement de la myopie et que, chez des individus dégénérés, une attention soutenue et persistante sur des objets rapprochés peut l'occasionner.

Le total de l'hypermétropie forte chez les gens qui ont moins de quinze ans est de 60 0/0, ce qui est en rapport avec ce qui existe chez les nouveau-nés. Il existe rarement des différences notables entre les deux yeux ; un astigmatisme prononcé est très rare.

C'est là aussi ce que nous avons remarqué. Nous ajouterons que les quelques cas d'astigmatisme qu'il nous a été donné d'observer étaient des cas d'astigmatisme hypermétropique conforme à la règle.

Nos observations concernent surtout des idiots jeunes, les idiots adultes que nous avons examinés au nombre de 30 seulement ne donnent lieu d'ailleurs à aucune remarque particulière.

Cette fréquence de l'hypermétropie chez des sujets que rien ne contraint à la vision rapprochée et continue nous démontre bien que la myopie est une maladie acquise. Loin de nous la pensée de nier l'influence héréditaire de la prédisposition, comme l'ont démontré de nombreux travaux, entre autres ceux de Motais, mais ce qui n'en reste pas moins avéré c'est que la myopie congénitale ou développée dans les premières années de l'enfance doit-être fort rare. D'ailleurs l'examen des nouveau-nés (1) confirme cette manière de voir et il n'est pas jusqu'à l'état de la réfraction chez les animaux qui ne nous donne une nouvelle preuve de ce que nous avançons (2). Si, au point de vue de la réfraction, l'œil de l'idiot et de l'imbécile rappelle celui de l'animal, il rappelle aussi celui de l'enfant et, dans le chapitre suivant, nous verrons cette analogie se poursuivre encore dans l'étude de la perception visuelle et des connaissances de l'idiot et de l'imbécile.

Mais déjà faisons remarquer que cette fréquence de l'hypermétropie doit être une cause de diminution de l'acuité visuelle. Nimier

(1) Untersuchungen an der Augen neugeborener Kinder (Recherches sur les yeux des nouveau-nés), par KONIGSTEIN *Stricker's med. Jahrb.* Heft 1, p. 47, 1881.

L'œil du nouveau-né semble être exclusivement hypermétrope.

(2) The refraction character of the eyes of mammalia, par LANG et BARRETT *The royal London. ophtal. hosp. Reports*, XI, 2, p. 103.

L'examen fait par la rétinoscopie et l'image droite avant et après atropinisation a montré que bien peu d'animaux étaient tout à fait emmétropes ; la plupart avaient un degré d'emmétropie dépassant 0 D. 5 ; quelques-uns étaient myopes.

dans une communication récente et pleine d'intérêt nous apprend (1) que dans l'œil de l'hypermétrope il y a une insuffisance de l'appareil nerveux et que beaucoup d'hypermetropes présentent une diminution de l'acuité visuelle. Badal fait aussi remarquer que le diamètre des cercles de diffusion est plus grand dans l'œil hypermétrope que dans l'œil emmétrope, toutes raisons qui nous portent à croire que l'acuité visuelle chez les idiots et les imbéciles ne doit pas égaler la normale. Il est impossible chez ces malades de se rendre un compte exact de l'acuité visuelle, on n'y parvient que d'une façon indirecte en observant les sujets dans leurs occupations journalières. C'est ce qu'à fait Schleich qui trouve que 87 0/0 des individus examinés avaient une acuité normale ou *à peu près*. Dans la moitié des cas où il y avait diminution de l'acuité on trouvait des lésions objectives de la cornée, etc. ; ce n'est que dans un petit nombre de cas qu'il y avait des lésions centrales. *L'accommodation* est en rapport avec l'âge et la réfraction. Nous avons fait remarquer à propos de la cécité chez les idiots qu'elle n'est pas si rare que le prétend l'auteur allemand.

Si l'on ajoute à ce que nous venons de dire à propos de l'hypermétropie que 5 0/0 au moins des idiots ou imbéciles présentent des taies de la cornée, etc. ; que le plus grand nombre est atteint de strabisme ou d'insuffisance musculaire (ne jouissant pas par conséquent de la vision binoculaire), c'en sera assez pour comprendre que la partie physique de la vision ne s'exécute pas avec la même perfection que chez les sujets normaux ; qu'à ce seul point de vue déjà l'idiot et l'imbécile possèdent une infériorité, qui ne fait que s'accroître par suite d'un trouble psychique ne permettant pas l'élaboration complète et l'utilisation de la perception. Mais nous reviendrons sur ce sujet.

Comment les idiots voient-ils les couleurs ? C'est là une question bien difficile à résoudre. Schleich n'a pas trouvé de cécité typique des couleurs ; puis il ajoute que les idiots ne connaissent pas les couleurs. Il faut tout d'abord distinguer deux faits essentiellement distincts : la *perception* et la *dénomination* des couleurs.

En ce qui concerne ce dernier point, tout le monde sait que les

(1) Nimier. Quelques remarques sur l'acuité visuelle et le strabisme chez les hypermétropes. (In *Recueil d'ophtalm.*, p. 229, n° 4, 1880.

idiots et les imbéciles demandent une éducation absolument variable suivant les cas.

Pour les uns il faut deux mois de démonstration, d'autres demandent deux ans. Mais d'une façon générale les imbéciles nomment les couleurs mieux et plus vite que les idiots ; de mêmes les petites filles les connaissent avant les petits garçons. Quand nous demandons si les idiots voient les couleurs, nous voulons parler des idiots du dernier degré, les autres, il n'est pas de doute, les distinguent. Il n'est peut-être pas si aisé qu'on peut le croire de répondre à la question. Si l'on donne en effet un tableau sur lequel se trouvent des carrés de couleurs différentes, et d'autre part des cartons de même nuance à placer sur les carrés, l'idiot pendant des mois, se trompe invariablement et ce n'est que par le fait de l'habitude qu'il parvient, sans les nommer, à superposer les couleurs semblables. A Bicêtre nous avons observé un idiot, depuis longtemps à l'école, qui confond invariablement le jaune et le bleu, et qui affirme que les deux couleurs sont identiques. Faut-il ne voir dans cet acte si souvent répété qu'un défaut d'attention, l'idiot ne comprenant pas ce qu'on lui demande, ou bien s'agit-il véritablement d'un cas de daltonisme ? Après avoir obtenu que les élèves superposent les couleurs semblables, quand plus tard le maître leur en apprend le nom, s'il se produit quelques erreurs elles reposent sur l'association encore imparfaite entre le mot et la sensation visuelle, mais quand l'idiot se trompe dans la simple superposition des couleurs, avec la même invariabilité et pendant des mois, à quoi tient l'erreur ? Proviendrait-elle d'un développement incomplet du centre qui préside à la perception des couleurs et qui aurait besoin d'éducation ? Nous posons simplement la question sans la résoudre, ne pouvant toutefois nous empêcher de faire remarquer que le daltonisme ne serait pas pour tous les auteurs un trouble imputable à la rétine mais dépendrait d'une lésion corticale.

Pliny Earle (1) cite le cas d'un individu qui, lorsqu'il voyait rapprochés des objets de couleurs différentes, reconnaissait bien qu'ils différaient dans leur couleur, mais c'était une impression tellement légère qu'il ne pouvait dire en quoi elles différaient ni leur donner

(1) De l'inaptitude à distinguer les couleurs. *The american Journal of medical science*, avril 1881.

un nom. Ne serait-ce point là l'état de certains idiots avant toute éducation ? Le fait de leurs erreurs de moins en moins fréquente n'est-il pas conforme aussi à la perfectibilité du sens chromatique que l'on observe dans l'espèce humaine comme l'a montré Deneffe (1) ? Bannister (2) croit que la dyschromatopsie est le résultat d'un trouble fonctionnel de la partie de l'écorce cérébrale qui préside au sens de la vue. Les observations de Fialla (3) concernant 6 aveugles-nés opérés plaident en faveur de la théorie empirique en ce sens que la vision ne s'est rétablie que peu à peu et que les opérés ont dû faire l'éducation de leurs yeux pour arriver à reconnaître la forme, la grandeur et surtout la couleur des objets qu'on soumettait à leur jugement. Dor (4) conclut que le daltonisme est une affection cérébrale et que la théorie de Young Helmholtz des trois éléments est insoutenable.

Quoi qu'il en soit de ces théories, l'examen de la perception des couleurs chez les idiots nous montre que c'est le rouge qu'ils distinguent le mieux, puis le bleu, le noir, le blanc. Ils confondent souvent le vert avec le bleu, le violet avec le rouge (5). Nous reviendrons sur la valeur de ces signes au chapitre suivant.

Un idiot ne peut fixer le centre d'un périmètre, puis indiquer le moment précis auquel il commence à percevoir l'objet qu'on lui présente, aussi devient-il extrêmement difficile de prendre le champ visuel. Schleich qui l'a cherché, autant qu'il a pu, l'a trouvé normal dans tous les cas où le fond de l'œil était lui-même normal.

Nous avons procédé de la même façon que lorsqu'on cherche l'hémiopie chez les animaux auxquels on a enlevé les lobes occipitaux. Recouvrant un œil, nous approchons successivement du côté nasal, puis du côté temporal de l'œil découvert, un objet qui puisse frapper l'idiot (biscuit ou morceau de sucre) ; nous notons, à l'instant où le sujet en expérience détourne la tête pour le saisir, à quel

(1) *Académie de médecine de Belgique*, 28 avril 1888.

(2) On some points in regard to color blinden. *The Journal of nervous and mental diseases*, janvier 1881.

(3) Bucarest, 1888.

(4) Sur la cécité des couleurs ; objections à la théorie de Young-Helmholtz, *Lyon, méd.*, p. 16, n° 13, 1875.

(5) Nous devons ces renseignements à M. Boutillier, instituteur à Bicêtre : nous l'en remercions.

degré du périmètre correspondait l'objet en question. C'est un moyen grossier, nous n'en disconvenons point, mais nous n'en connaissons pas de meilleur.

Nous croyons pouvoir avancer que le champ visuel, le plus souvent, est normal. Dans quelques cas, nous l'avons vu, il doit être diminué (atrophie des nerfs optiques, destruction d'une bandelette optique), il doit exister des scotomes par le fait de lésions centrales (sclérose tubéreuse des lobes occipitaux), mais comment, en dehors de l'hémiopie, pourrait-on faire ces constatations ?

Nous avons terminé l'examen de l'œil de l'idiot et de l'imbécile dans sa structure et ses fonctions physiques ; nous venons de voir qu'assez souvent il existe des causes pour que la vision soit altérée ; il nous reste à dire maintenant comment le cerveau utilise les sensations qui lui parviennent, quelles notions l'idiot possède du monde extérieur, comment il voit, en un mot.

CHAPITRE V

Les premières impressions visuelles de l'enfant. — La distinction des couleurs, les mouvements des yeux, l'appréciation des objets et des distances chez l'enfant (Preyer). — Théories empirique et nativistique. — La perception visuelle chez l'animal. — La perception visuelle chez l'idiot. — La vision mentale. — L'hallucination visuelle. — Le rêve. — La peur. — La joie.

Avant d'étudier la perception visuelle chez l'idiot et l'imbécile, nous ne pouvons mieux faire que de citer les observations si intéressantes de Preyer sur les nouveau-nés ; elles nous permettront de mieux comprendre, et certains faits que nous venons de relater, et ceux qu'il nous reste à indiquer : « L'enfant (1) ne peut voir, au sens propre du mot, pendant les premières semaines. Il ne distingue tout d'abord que le clair et l'obscur, et ne reconnaît la différence qui existe entre eux que lorsqu'une partie considérable de son champ visuel se trouve illuminée, ou dans l'obscurité. Mais si l'intensité lumineuse du clair est plus forte que celle des objets voisins, une flamme de bougie dans une chambre obscure, l'objet clair est perçu en tant que clair, dès la première semaine, même s'il est petit.

La distinction des couleurs est éminemment imparfaite durant les premiers mois, et se réduit peut-être à la connaissance des différences de l'intensité lumineuse. Le *jaune* et le *rouge* sont les premières couleurs correctement désignées, ainsi que les différentes intensités lumineuses correspondant au blanc, au noir et au gris ; le vert et le bleu, par contre, ne sont correctement désignés que plus tard. Selon toute vraisemblance, l'enfant d'un an perçoit encore le vert et le bleu presque comme étant du gris ; en tout cas, il ne les

(1) *L'âme de l'enfant*. PREYER, p. 146, traduction de Varigny.

distingue pas aussi nettement l'un de l'autre que plus tard. Il est difficile à l'enfant de désigner correctement, chaque fois, les quatre couleurs principales sus-nommées, avant la fin de la deuxième année ; par contre, dans la quatrième année, tout enfant normal les connait et les nomme mieux que les couleurs mélangées, sans avoir été spécialement dressé.

Le rapide clignement de l'œil quand on approche rapidement du visage de l'enfant, un objet quelconque manque pendant les premières semaines; c'est un réflexe d'ordre défensif qui ne commence à exister que lorsqu'il a pu se produire une sensation désagréable à la suite de la rapide et jusque là inaperçue modification du champ visuel. La clôture et l'ouverture rapide des yeux, qui se produisent à partir du deuxième mois sont un signe de la perfection de la vision.

« Les mouvements des yeux chez les nouveau-nés ne sont pas coordonnés, ils ne sont pas associés, comme ils le sont plus tard, pour la vision nette ; dans les premiers jours ces mouvements sont très asymétriques ; il arrive aussi souvent que parmi les nombreux mouvements incoordonnés, il s'en produit quelques-uns de symétriques, dans une direction quelconque. Ces mouvements d'abord rares et imparfaitement symétriques deviennent plus fréquents avec le temps et mieux coordonnés, et comme ils donnent plus de netteté à la vision, ils l'emportent peu à peu sur les mouvements incoordonnés et remplacent ceux-ci totalement. Ce n'est que lentement que l'enfant arrive à fixer et à voir nettement les objets. Dans une première période il regarde vaguement dans le vide. Dans une seconde phase, il détourne souvent le regard d'un objet qui se trouve dans sa ligne de vision pour le porter sur un objet qui se détache nettement éclairé : c'est ainsi qu'il détourne son regard d'une figure pour le porter sur une bougie allumée. Dans une troisième phase il suit du regard et de la tête ou bien du regard seul, un objet déplacé lentement devant lui. Le passage de la vision vague au regard net s'est opéré. Dans une quatrième phase l'enfant passe de l'acte de voir à celui de regarder, de considérer. L'accommodation existe à cette époque, l'enfant voit nettement, l'un après l'autre, des objets inégalement distants, tandis qu'au début tout semblait noyé au même plan. Le resserrement de la pupille se produit, lors de la vision à courte portée, en même temps que la convergence des lignes de visée, alors qu'au début, le resserrement de la pupille se reproduit soit sous l'influence de la lumière, sans vision des objets rapprochés, et sans convergence, ou bien les pupilles restaient dilatées, malgré la convergence des regards. Chaque fois que l'enfant converge le regard sur un objet lentement déplacé, et regarde des deux yeux, l'expression de son visage est celle de l'intelligence.

« Ce qui dure le plus longtemps chez l'enfant, c'est le développement de l'aptitude à interpréter les objets perçus par la vue. Pendant des années il ne peut comprendre la transparence, l'éclat, l'ombre, et ceux-ci ne perdent leur caractère énigmatique qu'à la suite d'observations répétées.

« L'épaisseur des objets aperçus demeure longtemps inconnue et la troisième dimension de l'espace, contrairement aux deux autres (largeur et hauteur), n'est comprise que tardivement et imparfaitement, en tant que partie intégrante des perceptions.

« L'évaluation des distances est très imparfaite encore aux deuxième et troisième années, ainsi qu'on le voit par l'insuccès fréquent des efforts que fait l'enfant pour saisir un objet. Les erreurs dans l'interprétation des sensations visuelles communes (flamme, vapeur) montrent que l'utilisation simultanée des impressions tactiles et visuelles et leur combinaison n'ont lieu que lentement et que, en particulier, la perception, la différence entre une surface et un objet à trois dimensions ne commence à se faire que tardivement et lentement. Pourtant l'aptitude à reconnaitre les images de personnes et objets familiers se développe assez vite.

« Relativement à la théorie de la perception de l'espace, il suit des faits constatés que chez l'homme, il n'existe pas avant la naissance de mécanisme inné et tout préparé, que les impressions lumineuses mettent en fonctionnement régulier, mais les impressions en question perfectionnent le mécanisme héréditaire préexistant à la naissance, mais très imparfait. A cet égard c'est la théorie empirique qui a raison ; les bases du mécanisme sont innées, et non le mécanisme entier. Cependant cette proportion n'est pas exclusivement et invariablement exacte : elle s'applique à l'homme, mais par contre, beaucoup d'animaux qui naissent les yeux ouverts, et en particulier les poussins et les petits cochons, et beaucoup d'autres, apportent avec eux au monde un mécanisme complètement prêt à fonctionner qui leur donne la perception de l'espace, et qui n'exige que quelques impressions lumineuses pour fonctionner presque, ou tout aussi bien qu'il fonctionne chez l'animal adulte. Dans ces cas qui viennent à l'appui de la théorie nativistique extrême, la possibilité d'un perfectionnement perpétuel considérable de la vision n'existe pas semble-t-il ; le poussin à peine éclos qui picore, sans se tromper, un grain de mil n'apprend pas, par la répétition fréquente de l'acte visuel à voir plus nettement. Par contre, l'homme apprend de jour en jour, à partir de sa naissance, à mieux voir, et dans sa vie ultérieure, il peut perfectionner à un haut degré et dans plusieurs sens son appareil visuel. Le mécanisme héréditaire est donc encore plastique chez lui, et peut acquérir un développement très différent, parce que au moment de la naissance, il n'est pas aussi avancé dans son développement ni dans une voie quelconque de perfectionnement que chez l'oiseau, qui, dès la naissance, est doué d'une vue perçante et d'un appareil optique relativement beaucoup plus gros tout préparé, mais moins malléable..... » « L'œil de l'oiseau pendant toute la période embryonnaire est beaucoup plus gros que celui de l'homme, par rapport au cerveau, et peut, dès l'éclosion, fournir des impressions correctement localisées. »

Nous reprochera-t-on la longueur de cette citation ? Nous ne pouvions, ni ne voulions rien y retrancher, tout y étant d'une importance extrême. Ces différentes étapes par lesquelles passe le nouveau-né et qu'a si bien observées Preyer (1) se retrouvent également chez l'idiot. Supposez en effet que l'arrêt de dévelopement de l'intelligence se produise à chacun de ces stades et vous aurez autant de variétés d'idiots ou d'imbéciles qui, quel que soit leur âge, ne sont en somme que des enfants non ou incomplètement développés. L'idiot du premier degré qui, gâteux, reste toute la journée sur sa chaise immobile, ou se balançant automatiquement, sans montrer le moindre besoin, que rien ne distrait de sa torpeur, et qui les pupilles dilatées, le regard vague ne fixe aucun objet, ne clignant pas ou à peine les paupières lorsque l'on avance brusquement la main vers ses yeux ne rappelle-t-il pas le nouveau-né lui-même ? Et que peut-il distin-

(1) Bernard Perez. (*La psychologie de l'enfant ; les trois premières années de l'enfant*) ; Darwin (*Revue cientifique*) ; puis Taine qui ont suivi attentivement les premières manifestations de la vie chez les nouveau-nés ont fait des remarques semblables, nous ne pouvons que renvoyer à ces ouvrages.

guer en dehors du clair et de l'obscur ? (1). Nous avons vu que les idiots et les imbéciles reconnaissent d'abord le rouge, puis que le bleu et le vert sont longtemps confondus, nous ne pouvons nous empêcher de faire remarquer que pour Preyer c'est le même ordre d'acquisition chez les nouveau-nés.

L'insuffisance musculaire presque générale (l'absence par conséquent de vision binoculaire) serait-elle un reste de cette incoordination des mouvements oculaires au début ? Au fait, quel besoin l'idiot a-t-il de la vision nette ? Inutile de rappeler que pour les empiriques, Helmholtz à leur tête, les mouvements oculaires n'acquièrent leur régularité, leur synergie, leur coordination que par l'effet de l'habitude et sous l'influence de la volonté qui intervient dans le but de favoriser l'accomplissement de la vision binoculaire. Les nativistes, et parmi eux, Hering le premier, affirment qu'il existe un centre cérébral préexistant qui préside dès la naissance aux mouvements associés des yeux. Donders, a dans la question, introduit les théories de Darwin, faisant une part à l'expérience personnelle, et une autre à l'hérédité. Quoi qu'il en soit de toutes ces hypothèses, nous avons été frappé de ce fait, que l'idiot qui ne peut asservir une volonté qui lui manque, à la vision nette dont il n'éprouve point le besoin, ne jouit pas le plus souvent de la vision binoculaire par le fait d'une insuffisance musculaire.

Et comment faut-il interpréter les remarques suivantes ? Si l'on donne à un idiot et même à un imbécile encore jeune des figures géométriques élémentaires découpées à placer sur des figures semblables tracées sur un tableau, ils n'y parviennent qu'au bout d'une assez longue éducation. L'ordre dans lequel ils parviennent à recon-

(1) « Certains faits (BERNARD PEREZ. *Les trois premières années de l'enfant*) de l'ordre pathologique engendrant ce qu'on appelle les illusions de la vue, et en particulier le daltonisme qui est si fréquent chez les adultes, pourraient donner lieu à supposer, vu la formation incomplète de l'appareil visuel et des centres optiques dans le nouveau-né, que l'enfant ne voit pas toutes les couleurs de prime abord, que le sens de certaines couleurs lui fait peut-être défaut, que ces lacunes sont variables suivant les individus et dans chaque individu suivant les états physiologiques des organes, suivant les jours, les heures. Mais quelles données avons-nous pour établir cette hypothèse ? » Après les observations de Preyer, que nous avons rapportées, nous tenons à citer, les réflexions si justes de Pérez, tout en faisant remarquer, sans entrer dans plus de détails, que l'hypothèse nous semble devoir se confondre avec la vérité.

naitre ces figures est le suivant : le carré, le cercle, le rectangle, c'est le triangle qui ne vient qu'en dernier lieu. Ils commettent des erreurs semblables lorsqu'on leur donne les mêmes formes géométriques pour les placer dans des casiers correspondants. Nous en avons vu vouloir faire entrer une sphère, un triangle dans une boite cubique ; les maitres nous ont fait remarquer qu'ils n'arrivent au résultat, qu'après avoir, maintes fois regardé, retourné, palpé les objets en question. S'agit-il de placer parallèlement une série de règles de longueurs différentes, ce sont encore les mêmes tâtonnements, avec le même insuccès pendant longtemps. On les voit en quelque sorte acquérir avec le temps et l'expérience la notion d'espace. Que nous sommes loin de cette perfection qui caractérise le poussin à peine éclos ; et n'est-ce pas par contre la même ignorance, la même maladresse que l'on peut constater chez l'enfant d'un ou deux ans?

Ce qui dure le plus longtemps chez ce dernier, nous dit Preyer, c'est le développement de l'aptitude à interpréter les objets perçus par la vue. C'est également ce qui, chez les idiots et les imbéciles, fait défaut, dans des proportions différentes, suivant les divers individus. Aussi, de même qu'on peut les classer suivant leur degré d'attention, on peut les ranger d'après le nombre des connaissances qu'ils ont acquises par la vue. Au degré le plus complet de l'idiotie, correspond l'absence totale de perception, la sensation même est rudimentaire ; puis l'idiot distingue la personne qui prend soin de lui, il reconnait quelques objets d'un usage journalier ; le nombre des personnes auxquelles il sourit s'accroît ; la distinction des couleurs et des formes devient de plus en plus nette ; la notion de *cause* s'ajoutant à la perception, et qui constitue l'idée, marque un nouveau progrès, et c'est le nombre des idées, c'est leur association plus ou moins facile, plus ou moins rapide, c'est leur développement ultérieur dans une ou plusieurs directions qui va établir ces nuances infinies entre idiots et imbéciles qui font qu'il est impossible de trouver deux sujets identiquement semblables.

Rien ne montre mieux que cette évolution de l'idiot que nous avons bien affaire à un être humain arrêté dans son développement. Aussi ne pouvons-nous que souscrire à ces paroles de Virchow, à propos d'une jeune microcéphale, Marguerite Becker (1). « Je suis

1. *Correspond. Bl.*, p. 135.

persuadé que quiconque examinera les microcéphales, trouvera qu'ils n'ont rien du singe au point de vue psychologique. Toutes les facultés et propriétés positives du singe leur font défaut ; il n'y a rien chez eux de la psychologie du singe, il n'y a que la psychologie de l'enfant imparfait, incomplet. Tous les traits sont humains : chaque trait isolé est humain. J'ai eu cette petite fille, pendant deux mois auprès de moi, dans ma chambre, je m'en suis occupé, je n'ai jamais rien remarqué en elle, qui, à mon sens, rappelle même de loin, les processus psychologiques du singe. C'est un être humain bas placé, il est vrai, mais qui ne s'éloigne en aucune façon de la nature de l'homme. »

Les notions que possèdent les sujets arrivés au dernier degré de l'idiotie sont parfois nulles ou tellement rudimentaires que cela nous rappelle les cas que l'on a cités de *cécité mentale*. Furstner et Stenger (1) nous représentent ainsi un malade atteint de cette affection. « Il voit les objets et les suit des yeux, mais sans que son esprit forme les idées qui devraient être la conséquence logique de cette vue ; la sensation visuelle n'entraîne pas l'association habituelle d'idées s'y rattachant, ne provoque plus d'action en rapport avec elle. Prenez par exemple un bâton allumé, et mettez-le rapidement devant la figure du malade, celui-ci ne songera pas à se reculer ; peut-être avancera-t-il la main pour saisir l'objet qu'on lui présente. Mettez un obstacle sur son chemin ; il le verra, mais n'en continuera pas moins sa route jusqu'à ce qu'il trébuche, etc. Il y a donc chez ces malades, sensation visuelle périphérique, mais absence de perception intellectuelle ou des suites naturelles de cette perception centrale ; si l'on voulait conserver la dénomination citée plus haut. il faudrait dire qu'il y a cécité mentale, non plus seulement des mots, mais de tous les objets ». Renaud (2). a reproduit une observation intéressante d'un malade de Charcot. Nous en extrayons le passage suivant : « Un détail intéressant est que dans ses rêves, M. X... n'a plus comme autrefois la représentation visuelle des choses. Seule la représentation des paroles lui reste ».

Nous verrons que *très vraisemblablement* l'idiot n'a pas de rêves.

Qu'on lise également les observations de Cotard (3) l'*étude clinique*

(1) *The Brain*, janv. 1883, p. 565. Cécite mentale des objets.

(2) *Progrès médical*, 21 juillet 1883.

(3) *Progrès médical*, n° 2, 1885. *Arch. de neurol.*, 1886.

et expérimentale sur la vision mentale de Crouigneau (1), l'*amnésie* étude clinique de Poggi (2), une observation de Meschede (*une nouvelle forme de cécité psychique*) (3) et l'on n'aura pas de peine à retrouver dans ces états passagers, pour la plupart, l'analogue de la situation de certains idiots. En somme pour nous résumer, le véritable trouble de la vision chez les idiots, c'est un trouble psychique ; tous ils sont frappés plus ou moins d'un certain degré de cécité psychique. Il semble que les conducteurs entre le centre de reception et le centre de l'idéation soient rompus ou que ce centre luimême soit détruit. Mierzejewski (4) dans la description histologique de cerveaux d'idiots constate l'atrophie ou le développement exagéré de la substance grise. Ces éléments dispersés pêle-mêle sont parfois entourés d'une enveloppe calcaire. Avec cette abondance de la substance grise, se voit une pauvreté extrême de l'élément commissural. Les fibres de communication n'existent que dans certaines directions. On n'y trouve guère, en effet, que les fibres d'association de Meynert qui relient des circonvolutions éloignées. A la place des filets nerveux qui font défaut, se trouvent des éléments embryonnaires volumineux, de dimensions variables, à noyaux distincts. La pauvreté des fibres de communication et l'abondance de la substance grise sont donc les deux caractères principaux des cerveaux d'idiots, et c'est le défaut d'harmonie dans sa constitution qui cause l'imperfection de l'organe. Goltz et Munk ont localisé avec raison le centre visuel dans la région occipitale ; on a cité des cas d'amblyopie à la suite d'un aplatissement congénital de l'occipital (5) (nous avons retrouvé cet aplatissement dans plusieurs cas), est-ce dans cette région, est-ce ailleurs que se trouve la lésion dont relève cette cécité mentale ? Il serait bien difficile de le dire, tout ce que l'on peut avancer, c'est que chez l'idiot et l'imbécile il existe un trouble psychique qui prime de beaucoup tous les troubles physiques de la vision pouvant exister.

Après ce que nous venons de dire, on conçoit sans peine que la *mémoire visuelle* soit nulle ou à peine ébauchée. Les centres psychi-

(1) Thèse de Paris, 1884.

(2) *Archiv. Italiano per le malattie nervose*, p. 305, rep. 86.

(3) *Deutsche méd. Woch.*, 1887.

(4) *The mental science*, 1879, mémoire traduit par HACK TUKE.

(5) *Anomalie céphalométrique dans un cas de cécité congénitale d'origine corticale*, par BENEDICKT, mai 1886.

ques visuels, rentrant en exercice, par le fait d'une excitation pathologique ne doivent donner lieu à la réviviscence que de bien faibles et bien pâles images. C'est là sans aucun doute le secret de l'absence des *rêves* chez les idiots. Nous avons interrogé à cet égard les infirmières veilleuses de nuit, elles n'ont jamais entendu ni vu chez ces malades rien qui rappelât le cauchemar.

Les peurs nocturnes si fréquentes chez les enfants d'un certain âge semblent ne pas exister chez l'idiot. Ce n'est que chez une idiote, aveugle, par suite d'ophtalmie purulente, que nous avons pu constater un réveil en sursaut, et un balancement en avant qui eût pu faire croire que l'enfant avait peur. Elle serait d'ailleurs coutumière du fait, ainsi qu'une autre petite idiote aveugle pour la même cause. A l'état de veille, l'idiot et surtout l'imbécile ont assez souvent peur. Les animaux, les chats et les chiens en particulier, peuvent les effrayer. L'idiot sourit davantage que l'imbécile. Darwin (1) remarque après le docteur Crichton Browne, que chez les idiots le rire est de toutes les expressions la plus générale et la plus fréquente, quelques-uns ne rient jamais, d'autres rient souvent de la manière la plus inepte.

Cette absence d'images visuelles produites à la suite d'une excitation morbide des centres corticaux (2), ou la pâleur de celles qui peuvent renaître, nous explique la grande rareté des *hallucinations visuelles* chez les idiots et les imbéciles de même que leur monotonie.

On peut même avancer, sans crainte de se tromper, qu'elles sont impossibles au dernier degré de l'idiotie; et les quelques exemples que nous avons pu en recueillir concernent des imbéciles épileptiques ou alcooliques le plus souvent. Ce n'est que plus haut dans l'échelle des dégénérés, chez les faibles d'esprit, que nous trouvons des hallucinations plus complexes telles que celles que l'on observe par exemple dans la folie religieuse; mais chez les idiots il ne peut exister semblables conceptions délirantes. C'est là ce qui explique que, malgré toutes nos recherches, nous n'avons pu rencontrer que les quelques observations suivantes. Faisons remarquer déjà qu'elles présentent toutes, sauf une, le caractère terrifiant. D'ailleurs nous y reviendrons.

(1) *L'expression des émotions*. Paris, 1877. Trad. Pozzi et Benoit, p. 215.
(2) Tamburini. *Théorie sur les hallucinations. Rev. scient.*

Observation CXXIX (Auguste Voisin). — *Idiotie congénitale. — Alcoolisme du père. — L'enfant a été conçue pendant l'ivresse. — Folie à quatre ans. — Idiotie consécutive.*

W..., 18 ans. Mère bien portante. Père mort d'alcoolisme chronique. La malade a été conçue pendant l'ivresse. A marché à 13 mois. Rien de particulier jusqu'à 4 ans. A cet âge accès brusque d'agitation pendant plusieurs jours. Elle voyait des animaux, voulait se sauver par la porte, la fenêtre, secouait les vêtements de sa mère pour en chasser les bêtes. Puis elle a cessé de reconnaître sa mère, l'a mordue, n'a plus voulu lui obéir, a oublié tout ce qu'elle savait, a cessé de parler comme avant ou du moins de se faire comprendre. Je constate qu'elle ne sait à peu près rien. Elle écrit son nom. Elle répond oui à toutes les questions.

Observation CXLIII (Auguste Voisin). — *Convulsions dans la première enfance. — Idiotie. Arrêts divers de développement. — Vices de la parole. — 8 ans.*

Depuis l'âge de six mois il est sujet à des accès qui reviennent deux, trois fois par mois et ne durent jamais plus de 10 minutes. Ils commencent par des plaintes, des peurs ; l'enfant s'affaisse, perd connaissance, et les convulsions se produisent.

14 janvier 1886. J'ai assisté à l'un de ces accès. Il était assis tranquillement à table quand, tout à coup, il dit : « ça me fait peur, ça me fait peur », puis il fut pris d'un accès épileptique qui dura peu de temps, et fut caractérisé par de la perte de connaissance, de l'immobilité des pupilles, des secousses, des convulsions des yeux, de la pâleur de la face. Pas d'écume buccale, ni d'émission d'urine.

Observation CLXIV (*Id.*). — *Méningite à répétition. Arrêt du développement de l'intelligence. Instincts méchants.*

La nommée B..., âgée de 16 ans 1/2. Depuis son bas âge elle est sujette à des accès de fièvre fréquents qui durent 7-8 jours et s'accompagnent de convulsions des yeux, de délire, d'insomnie, de paroles incohérentes, de peurs, de pleurs. Elle voit le feu, des personnes mortes. Elle a été traitée pendant de longues années à l'hôpital Ste-Eugénie, par des vésicatoires à la nuque, des bains, des douches. N'a rien pu apprendre, ne sait pas compter.

Observation CLXV. — Fièvre typhoïde grave à 2 ans. Perversion des facultés morales consécutive. — Violence, bris.

Etat actuel. — Grande, blonde, pâle. Pupilles égales; elle nous dit voir passer comme des éclairs devant les yeux.

Observavion II. — *Recherches cliniques. Idiotie, épilepsie*, 1881. (Bourneville), p. 17.

Autopsie. — Méningo-encéphalite, ablation presque totale de la substance grise.

Les premières convulsions sout survenues vers 2-3 mois. Elle reparurent à 4 ans. Un jour la crise débuta par une sorte d'*hallucination « Oh! ma petite mère toutes ces couronnes !* » Avant sa dernière maladie il n'avait peur de rien, maintenant il est craintif, comme il ne l'a jamais été. Depuis la crise de juin, modification considérable de l'intelligence, parole difficile, écriture presque impossible. Dès sa premiere enfance, son sommeil était agité; il faisait des bonds dans son lit.

Observation I. — *Note sur deux cas d'imbécillité et d'idiotie due à la microcéphalie* (*Recherches cliniques*, 1888).

Excès de boissons. Premier accès consécutif à une peur, à 18 ans ; délire consécutif, deuxième accès à 47 ans. Troisième à 50 ans. Vertiges, hallucinations de la vue. Intelligence médiocre. Microcéphalie. Suicide. Poids de l'encéphale, 770 gr. Simplicité des circonvolutions.

Durant les premieres mois de son séjour à l'hôpital, on nota seulement de nombreux vertiges (15-20 par jour) et des hallucinations pendant la nuit : « la lumière de la salle lui apparait comme une aile de moulin qui tourne ; il voit aussi le voleur (sa première attaque avait eu lieu à la suite d'une frayeur, en voyant un voleur installé dans la boutique de son père). Si on lui faisait regarder le plafond ou fermer les yeux, il tremblait. Vue un peu basse depuis quelque temps, mais juste.

Dans cette observation, comme dans la suivante, il y a complication du fait de l'alcoolisme et de l'épilepsie qui ont sans aucun doute influencé sur le délire.

Deux cas de paralysie générale avec autopsie chez des imbéciles, par M. le Dr ARNAUD. *Arch. gén. de méd.*, 1888.

OBSERVATION II. — *Paralysie générale chez une femme de 20 ans. Imbécile. Pas de délire appréciable. Malformation crânienne. Débauche, alcoolisme. Tuberculose. Autopsie.*

B..., Noémie, entre dans le service de M. Ball « pour imbécillité, alcoolisme, hallucination de *la vue* et de la sensibilité générale, gesticulation bizarre pour s'emparer d'animaux qu'elle voit sur elle. Insomnie, fille soumise. Signé Garnier ».

M. Pichon dans son certificat ajoute : « croit voir des bêtes, des insectes, sur ses vêtements ».

Au point de vue physique, N... présente une microcéphalie évidente ; crâne nettement asymétrique ; voûte palatine très ogivale.

13 mars. Très affaiblie. Hallucination de la vue. Noémie fixe un point dans l'espace, en faisant des gestes de défense et en bredouillant des mots inintelligibles. — Mort.

OBSERVATION (personnelle). Marotte. Imbécillité très prononcée, état semi-maniaque. Frayeurs et hallucinations (1).

Nous avons parlé de la peur des chats et des chiens chez certains idiots et imbéciles, nous retrouvons également dans les hallucinations un caractère terrifiant, faut-il y voir le fait d'une disposition héréditaire ? Tout en ne niant pas que certains phénomènes ne sont guère explicables (chez l'animal du moins) si l'on n'admet une pré-

(1) Dr GOUTNITOFF. De la folie chez les imbéciles. *Encéphale*, 1886, p. 249. Goutnikoff rapporte le cas d'un imbécile qui avait des hallucinations de la vue et de l'ouïe. Comme on pouvait s'y attendre, le délire des imbéciles a un cachet particulier, en rapport avec le terrain sur lequel il s'est développé. Chacun délire avec son bagage intellectuel, aussi l'imbécile apporte-t-il dans son délire cette faiblesse d'esprit, cette étroitesse de l'horizon intellectuel, ce défaut d'attention et de cohérence qui caractérisent son état, et rien n'est plus pauvre en images, plus mobile et plus bête que le délire des imbéciles.

PARIS. Hallucinations contenues chez un imbécile. *Encéphale*, 1885. Paris cite le cas d'un imbécile presque idiot qui a des hallucinations de l'ouïe continues, et fait remarquer que seul Brière de Boismont a entrevu la possibilité des hallucinations dans l'imbécillité.

disposition transmise par les ancêtres, nous croyons avec Mosso (1), que la peur est une maladie. N'est-ce pas ce que semble indiquer ce fait de la peur très rare chez l'idiot, plus fréquente, chez l'imbécile. Rien ne peut émouvoir le premier pour qui tous les signes n'ont aucune valeur, quant au second chez qui les premières lueurs de l'intelligence commencent à briller, il a peur parce qu'il comprend vaguement, mais pas assez pour réfréner une appréhension ridicule.

Les développements dans lesquels nous venons d'entrer nous empêcheront de discuter longtemps la question de la responsabilité chez l'idiot. Au dernier degré, là où la *cécité mentale* est évidente, il ne saurait y avoir de doute un seul instant, c'est l'irresponsabilité absolue. Plus haut dans l'échelle au voisinage des imbéciles, puis enfin chez les imbéciles mêmes, quelle sera la conduite à tenir? Là encore l'irresponsabilité devra le plus souvent être déclarée; toutefois dans les transitions des imbéciles aux faibles d'esprit, les difficultés commenceront et suivant les circonstances, surtout suivant les individus, on pourra partager l'avis de Parant (2) que quelques-uns ont la notion suffisamment claire de leurs actes et ne doivent pas être déclarés irresponsables. Ne pouvant entrer dans de plus longs détails sur cette question, sans nous écarter de notre sujet, nous nous contenterons de ces données générales qui découlent des faits précédents.

Nous approchons de la fin de cette étude. Après avoir passé en revue les anomalies physiques et psychiques de la vision, nous devons indiquer les moyens de lutter contre cette torpeur intellectuelle, s'il est possible. Or les résultats sont là montrant qu'avec des prodiges de patience on obtient des résultats non moins prodigieux.

Cette partie de l'éducation a été traitée de main de maître par Seguin; toutefois bien que cet auteur dise devoir faire appel à tous les sens, et placer en première ligne le toucher, nous sommes frappés en lisant son ouvrage, de voir qu'il s'adresse tout particulièrement au sens de la vue, ce qui, d'ailleurs, n'a rien de surprenant. Aussi peut-on avancer qu'un idiot ou un imbécile aveugle est inéducable. Nous ne saurions entrer dans tous les détails de l'éducation si bien formulés d'ailleurs par Seguin; mentionnons toutefois que pour fixer l'attention de l'idiot, Seguin emploie les trois moyens suivants : 1° la per

(1) Mosso. La peur.
(2) PARANT. Responsabilité chez les faibles d'esprit. *Encéphale*, 1889, p. 537.

ception d'une seule chose visible dans la chambre obscure ; 2° l'imminence d'un choc par le balancier ; 3° l'attraction persévérante du regard d'autrui. Dans la distinction des couleurs, des formes (1), dans l'agencement, dans l'étude du plan, dans la lecture, l'écriture, le dessin, n'est-ce pas une sollicitation continuelle du sens de la vue ? Les moyens qu'emploie Seguin pour exercer la mémoire développent surtout la mémoire visuelle ; et il n'est pas enfin jusqu'aux notions de morale, le bien et le mal, qui ne puissent être indiquées par l'intermédiaire des images. « La vue des images est un stimulant énergique pour le regard ; il y a en elles un élément poétique dont on ne tient pas assez compte en général dans l'éducation » (2).

A ce propos, nous attirons l'attention sur les résultats étonnants obtenus à l'école de la Salpêtrière par l'explication écrite que les élèves doivent donner de ces chromos aux vives couleurs que distribuent les magasins. Les petites filles dressées à ce genre d'exercice y prennent le plus grand plaisir, et promptement en même temps qu'agréablement, acquièrent une foule de connaissances qui contribuent à leur développement intellectuel. Bizarrerie singulière, ce même procédé à Bicêtre, chez les garçons n'a donné aucun résultat. D'ailleurs Seguin a noté que chez les jeunes idiotes « on remarque deux véhicules puissants d'instruction et de progrès qu'on rencontre à un moindre degré chez les garçons, la vanité et la coquetterie ». Nous n'en voulons pas conclure que ce soit là une preuve de la différence qui pourrait exister dès le début entre l'esprit de l'homme et celui de la femme, nous ne citons qu'un fait d'observation.

En résumé, si le trouble psychique est grand chez l'idiot et l'imbécile, il peut être amélioré par l'éducation, en particulier par l'éducation qui s'adresse à la vue. Toutefois, il ne s'agit pas chez l'idiot de suppléer à un sens malade par un autre, les résultats seraient plus heureux et plus rapides, il faut chez lui réveiller tous les sens qui tous

(1) « Toutes les formes que déterminent l'art et la nature peuvent se grouper sur un petit nombre de types. Ces figures conventionnelles, et typiques presque toujours inconnues aux enfants, le sont toujours aux idiots. Aussi quand ils distinguent un objet d'un autre, n'est-ce pas par la forme mais par l'usage qui n'exige on le sait que la routine et le préjugé » SEGUIN.

(2) « La majeure partie des filles, et un petit nombre de garçons impressionnables, sont plus vivement affectés par les modifications du coloris que par les différences de la forme. Ainsi la plupart des filles distinguent très vite du bleu de plusieurs nuances, et, les garçons mieux un losange d'un carré, etc. » SEGUIN.

sont endormis, et le meilleur moyen d'y parvenir, c'est de multiplier sous toutes les formes « les leçons de choses » ; il faut surtout habituer l'idiot et l'imbécile à regarder, pour les forcer à réfléchir (1).

(1) GRANT ALLEN (*La vue et l'odorat chez les vertébrés.* Mind., 1881, n° XXIV) écrit que la vue et l'odorat sont, d'une façon générale, à peu près en raison inverse l'un de l'autre... Chez l'animal le plus élevé, l'homme, le sens intellectuel immensément prédominant est la vue, tandis que l'odorat ne survit qu'avec difficulté, et à l'état de reliquat, presque sans fonction. Il est facile de constater que ce dernier sens n'a conservé son développement marqué que chez les *idiots* et dans les races humaines inférieures. Nous avons voulu vérifier les assertions de Grant Allen, et nous avons pu constater qu'un flacon d'ammoniaque dont nous sentions l'odeur à 80 centimètres, peut rester plusieurs minutes appliqué sous les narines des idiots du dernier degré ; quelques-uns sentent faiblement, et l'olfaction est encore moins imparfaite chez les imbéciles. En somme, nous observons une proportion inverse de celle indiquée par Grant Allen.

CONCLUSIONS

Les faits exposés dans les pages précédentes nous amènent à cette conclusion qu'il existe, chez l'idiot et l'imbécile, des troubles de la vision essentiellement distincts; les uns *physiques* et les autres *psychiques.*

Les premiers comprennent eux-mêmes deux variétés différentes de lésions; les anomalies de développement et les lésions congénitales d'une part; et d'autre part, les lésions acquises plus tard, lésions inflammatoires externes ou du fond de l'œil, amblyopie consécutive à des troubles des centres nerveux.

Dans la première catégorie se rangent de véritables exceptions, on peut le dire, microphtalmie, cataracte congénitale, aniridie ptosis congénital, etc., mais ces lésions, surtout la microphtalmie, accompagnent les cas les plus graves d'idiotie (microcéphalie).

Quant aux affections inflammatoires acquises, externes ou internes, elles sont de beaucoup plus nombreuses que les précédentes; elles comprennent des lésions sans grande importance (conjonctivite, taies de la cornée), des lésions beaucoup plus graves (atrophie du globe oculaire consécutive à l'ophtalmie purulente, à la fièvre typhoïde, etc.), des altérations du fond de l'œil (névrite optique, surtout chez les hydrocéphales); atrophie du nerf optique consécutive le plus souvent à la méningite; puis des cas encore assez fréquents d'amblyopie à la suite des lésions cérébrales les plus graves (kyste, porencéphalie, sclérose, etc.).

De tous les troubles le plus fréquent est le strabisme dont il est difficile d'indiquer exactement la proportion; mais, si l'on compte tous les cas d'insuffisance musculaire, on peut avancer que 60 0/0 des idiots sont atteints.

L'acuité visuelle par le fait de l'hypermétropie presque générale, la fréquence des taies, l'absence de vision binoculaire chez les strabiques et les malades atteints d'insuffisance est le plus souvent diminuée. Les imbéciles en plus grand nombre que les idiots ont l'acuité normale. La perception des couleurs, le champ visuel, n'ont rien de particulier chez les imbéciles, ce n'est que chez les idiots que la perception des couleurs est imparfaite, imperfection qui disparait plus tard par l'éducation.

Les lésions que nous venons d'indiquer sont plus fréquentes chez les idiots que chez les imbéciles. Nous n'avons pas rencontré de cas de rétinite pigmentaire, et pourtant le plus souvent, dans les cliniques, on constate qu'elle coïncide avec un certain degré de faiblesse intellectuelle.

Quant aux troubles *psychiques*, ils sont essentiellement variables suivant les individus et s'atténuent lorsqu'on s'éloigne des derniers degrés de la dégénérescence. Au plus bas de l'échelle, l'idiot rappelle le nouveau-né, comme lui il ne peut avoir que la sensation lumineuse sans aucune perception. L'idiot plus haut placé n'a aucune notion des distances, de l'étendue, etc., ce n'est que par une longue expérience qu'il arrive, ou plutôt qu'on lui apprend à distinguer les formes. La mémoire visuelle est nulle chez les idiots du dernier degré, elle est encore rudimentaire chez les individus moins bas placés ; on peut saisir par l'expression de la physionomie, par les gestes des sujets qu'un très petit nombre d'objets réveillent en eux un souvenir. Lorsqu'on passe aux imbéciles, les connaissances deviennent plus nombreuses. Cette absence ou cette pâleur de l'image visuelle explique l'absence chez les idiots, l'extrême rareté chez les imbéciles, de l'hallucination visuelle dont le caractère en outre est d'être presque toujours terrifiant. Chez ces sujets atteints de *cécité mentale*, totale ou partielle, on ne peut qu'invoquer l'irresponsabilité, certains imbéciles toutefois peuvent avoir assez conscience de leurs actes pour n'être pas toujours irresponsables (Parant).

C'est en s'adressant surtout à la vue, comme moyen d'éducation, qu'on pourra tirer de leur sommeil ces intelligences endormies qu'une étude attentive montre (microcéphales ou non) comme le dernier degré de la dégénérescence humaine, et l'on doit regarder, comme incurable, l'idiot frappé de cécité.

TABLE DES MATIÈRES

IMPRIMERIE LEMALE ET Cie, HAVRE

www.ingramcontent.com/pod-product-compliance
Ingram Content Group UK Ltd.
Pitfield, Milton Keynes, MK11 3LW, UK
UKHW020159200726
13856UKWH00003B/1078

9 782011 777836